JN279590

看護への想い
やりがい、人づくり

凛として、しなやかに

多羅尾 美智代 著

経営書院

まえがき

　私は、平成15年3月31日をもって、44年という長きにわたる医療現場での看護活動を終えました。最後の10年は、兵庫県三木市立三木市民病院で看護部長をしていました。この大役をいただいてからの10年間は、私の看護師人生の集大成のときでもありました。多くの皆さまに支えられて、この長丁場を完走できたことを感謝申し上げます。

　振り返れば、私が医療の現場に足を踏み入れたのは昭和34年です。17歳で准看護婦からの出発でした。13年の臨床経験の後に、2人の子育てをしながら進学コースに進み、あの深刻な看護婦不足の時代を乗り越え、医療現場を支える一員として、その一端を担ってきたことになります。

　その間に日本経済はめざましい成長を遂げ、人々の価値観は大きく変わりました。医療の進歩、少子高齢化の進展、医療費の増大、国民の知識の高揚、情報化への突入、そして、医療者主体の医療から患者さま主体の医療へと、看護を取り巻く社会環境は大きく変化しました。

　その過渡期ともいえる平成5年に私は看護部長を引き受けたことになります。当時はまだ深刻な看護婦不足でしたから、看護の量の確保を最優先しつつ、職員の「やりがい」を支援し、「看護の質の向上」に結び付けることを課題にしてきました。難しい理論や理想論を掲げるのではなく、患者さまに直接かかわる場面で心のこもったケアが提供できる看護部を目指してきました。臨床現場に身を置く者として、患者さまとの接点を何よりも重要視してきました。

　医療や看護は「人」がつくり出すものであり、医療の質や看護の

質は、それらを提供する「人」次第なのです。私に任された「人」たちの、看護への想いを引き出し、その想いが実践できる環境づくりにエネルギーを注いできました。職員一人ひとりの仕事に対する姿勢を養い、やりがいを醸成し、やりがいを支援し、生き生きと活動できる環境をつくることが、私にできる「看護管理の手法」であると信じてやってきました。

　ときには遅々として進まないことに焦りを感じ、ときには勇み足になるのを制御しながら、多くの反省があり、多くの学びがありました。私自身がたくさんのパワーをいただき、三木市民病院看護部職員と共に、自己成長を実感することができました。その過程を、『看護への想い、やりがい、人づくり』と題して、世に送り出すことができました。この過程を共に歩んでいただきました三木市民病院看護部の皆さまと、ご支援いただきました多くの皆さまに心から感謝申し上げます。

　本書は、10年間の三木市民病院看護部の変遷と、私の看護管理のありようのすべてを、ありのままに紹介しています。看護管理者のバイブルとして、また、臨床現場の看護師や看護学生の教書として、皆さまのお役に立てていただければ幸いです。

　なお、本書は、産労総合研究所附属医療経営情報研究所の「婦長主任新事情」（現「看護部マネジメント」）No.87、1999年12月1日号付録「看護に生きる～凛として、しなやかに～」に加筆・修正したものです。末尾には、ここ数年につづったエッセー風の文章を紹介しています。

2003年5月

多羅尾　美智代

三木市民病院　病院概要

設置主体：三木市（人口約79,000人）

病床数：320床＋ドック3

診療科：17診療科

病床稼働率：平均約90.3％

平均在院日数：約19.3日

入院診療単価：約42,000円

外来診療単価：約11,000円

紹介率：約33％

1日平均外来患者数：約800人

看護単位：11

看護提供方式：固定チームナーシング継続受け持ち制

看護職員：約265名（看護補助員24名を含む）

三木市民病院　看護部紹介

```
看護部理念
  ○私たちは、患者さまの人権を尊重し質の高い看護を提供します
  ○私たちは、事故のない安全な看護をめざします
  ○私たちは、地域との連携を密にし看護活動を通して地域に貢献します
  ○私たちは、病院の健全経営に積極的に参画します
  ○私たちは、看護部職員のやりがいを支援しあい自己実現をめざします
```

病院理念・看護部理念を受けて、毎年基本方針を掲げています。その方針を受け所属ごとに年間目標を立て、目標達成に向けて一致団結で取り組んでいます。所属の目標を達成するために、個人がどう貢献するのか、個人の目標まで明らかにして取り組んでいます。
「個人目標管理」を効果的に行うために定期的に目標面接をしています。

平成15年度 看護部基本方針	★患者さまに満足していただける看護を実践します ★事故のない安全な看護を実践します ★専門性を高め自律した看護職としてやりがいが感じられる看護を実践します ★経済性を考えた効率の良い看護を実践します ★地域及び医療者間の連携を密にした看護を実践します

◆看護提供方式は、固定チームナーシング継続受け持ち制をとっています
◆次のような委員会活動をしています

教育委員会 　専門知識・技術向上をはかるため、院内研修を企画し実施する
記録委員会 　記録方法・記録様式の改善をはかり、看護記録の内容を充実する
医療CS委員会 　患者さまの満足を高めるため、ニーズを的確に把握し、適切な対応をする
継続看護委員会 　地域医療の充実のため、継続看護の円滑な推進をはかる
事故防止対策委員会 　医療事故を未然に防止し、患者の安全を守る
臨床指導者会 　看護学生に対して、学校方針にそったよりよい実習が行えるよう協議する

◆院外からの研修を受け入れ、共に学んでいます
　兵庫県立看護大学大学院生（癌看護専攻・看護管理専攻）
　日本看護協会認定看護管理者サードレベルの臨地実習
　福岡市民病院　　婦長
　三戸中央病院　　総婦長・主任
　加古川市民病院　総婦長・婦長・主任
　市立松原病院　　看護部長・師長・主任

◆最近の雑誌掲載の実績は以下のとおりです
　「中堅・ベテラン層のレベルアップにつながる実践的な院内教育」　藤原久仁子
　（看護部門Vol.10　No6；P18～P24）　日総研出版　1997
　「主任として固定チームへの関わり」　大西睦子
　（看護管理Vol.8　No2；P107～P111）　医学書院　1998
　「看護に生きる～凜としてしなやかに～」　多羅尾美智代
　（婦長主任新事情）　産労総合研究所1998.9.15～1999.10.15　14回連載
　「患者さんと共に立てる看護計画の実践報告」　稲葉保代
　（婦長主任新事情）　産労総合研究所　2000.3.15
　「目標による管理を導入して」　藤田一枝
　（婦長主任新事情）　産労総合研究所　2000.6.1
　「看護部トップの熱意が組織を変え個人を変える」　多羅尾美智代
　（婦長主任新事情）　産労総合研究所　No.114　2001.3.1
　「看護部門が実践する目標面接制度」
　（婦長主任新事情）　産労総合研究所　No.116　2001.4.1
　「3分間スピーチ」　当看護部スタッフ
　（看護部マネジメント）　産労総合研究所　2001.5.15～現在連載中
　「患者さまと看護計画を共有する」　稲葉保代
　（かんごきろく）　日総研出版Vol.11　No.5　2001
　「個人目標管理シートの活用による目標管理活動」　市原和江
　（ナースエデュケーション）　日総研出版Vol.2　No.2　2001
　「目標面接の実践」　多羅尾美智代
　（婦長主任新事情）　産労総合研究所　No.133　2002.1.1
　「認定看護管理者へのキャリア開発」　藤原久仁子
　（看護部マネジメント編）　産労総合研究所　No.164　2003.6.1

三木市民病院　看護部10年の足跡

平成5年　アンケートによる意識調査：組織の現状を把握する
　　　　記録委員会発足：看護診断導入に向けて記録の充実
　　　　ユニホーム委員会発足：看護職として誇りのもてるユニホーム作り
　　　　他部門に向けて院内研修：「あなたはどんな看護を受けたいですか？」他部門に看護を理解してもらう

平成6年　ユニホームを変える
　　　　エチケット委員会発足：専門職としてのエチケットを身につける
　　　　固定チーム継続受け持ち制の充実：看護の責任を明らかにする
　　　　申し送りの改善：申し送り前の5分間情報収集。9時にはベッドサイドへ行く
　　　　1日15分の時間短縮：看護職の超過勤務を減らし経営に貢献
　　　　継続看護担当の主任を看護部長室に配置：継続看護の充実に向けて
　　　　ターミナルケア委員会発足（後の緩和ケア委員会）：一般病棟でターミナルケアの充実に向けて

平成7年　「看護への思い」文集発行：看護への思いを引き出す
　　　　主任二人制を導入：固定チームをサポートし、チーム力強化のために
　　　　次長二人制を導入：婦長をサポートし、管理機能の強化のために
　　　　看護の日のイベント開始：一般の人に看護を理解しても

らうために
地域医療室設置：在宅医療の推進、婦長1名・スタッフ1名配置

平成8年　看護診断導入
管理入門研修：職場を支えるリーダーを育成

平成9年　継続看護委員会発足：患者さまを生活者として支援する
個人目標管理を始める：看護職員の「やりがい」を支援し、組織の目標達成を図る
病院ボランティアの導入：患者サービスの向上とボランティア活動を支援

平成10年　医療ＣＳ委員会発足：患者さまの満足向上と職員の満足向上のために
「トライやるウイーク」受け入れ：地域の子供の育成に参画
メッセンジャー業務の中央化：補助員3名を配置
ピアサポートを始める：当院助産師による子育て支援

平成11年　事故防止対策委員会発足：患者さまの安全と看護職の安全を守る
時間管理委員会発足：経済性の視点で時間の効率化を図る
ダイヤモンド研修開始：卒後20年以上の看護師・准看護師対象
チームリーダー・サブリーダー研修開始：リーダーシップ能力を養い、チーム力を発揮するために
院外で看護の講座：高齢者大学で婦長が「看護の講座」

	始める
平成12年	エメラルド研修開始：卒後15～20年の看護師対象
	5年後の私：主任とエメラルド研修生全員が5年後の長期目標
	大学院生臨地実習受け入れ：兵庫県立看護大学大学院、癌看護専攻院生と、同大学大学院看護管理専攻院生の臨地実習受け入れ
平成13年	ケアの質評価を受ける：ケアの質の向上を目指して
	サファイア研修開始：卒後10～15年の看護師対象
	ルビー研修開始：卒後5～10年の看護師対象
	サードレベル臨地実習受け入れ：日本看護協会神戸研修センター看護管理者認定教育サードレベル研修生
	看護管理者の臨地研修受け入れ：他院から看護部長・婦長・主任などの看護管理者研修
	認定看護管理者誕生：看護部次長が認定看護管理者の認定を受ける
平成14年	臨床工学室を開く：臨床工学技師の資格を持つ主任看護師2名を配置（看護部からのれん分け）
	医療機能評価を受ける：一般病院Bの認定
	看護研究コース始める：卒後4年目の看護師を対象に、院外講師に指導を受ける

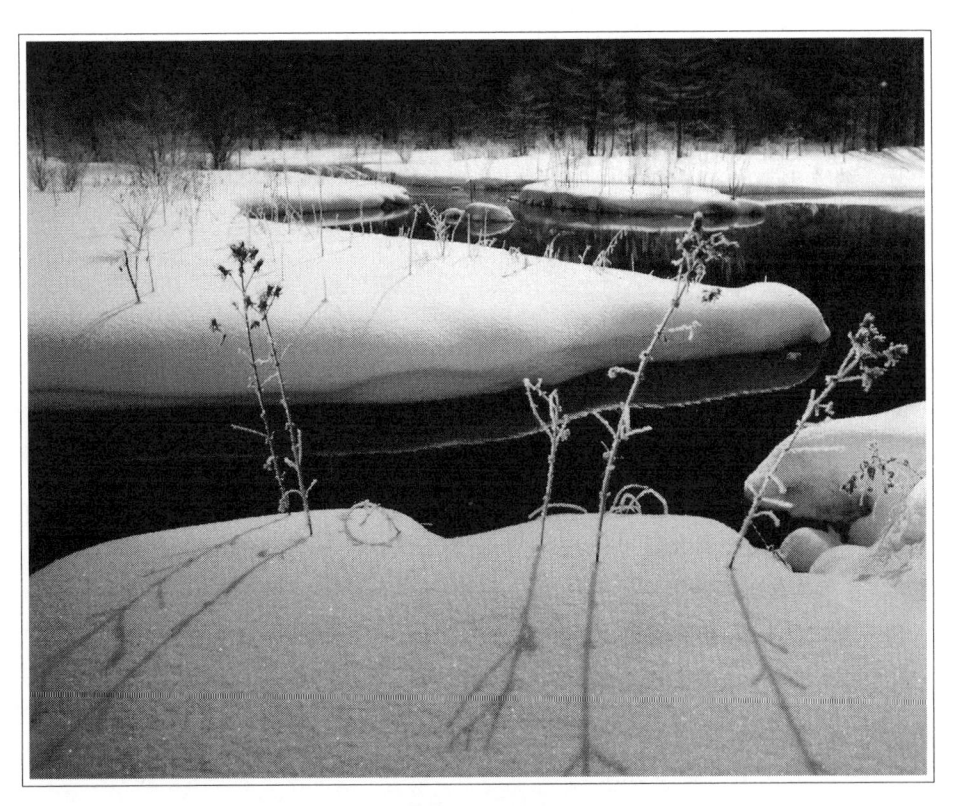

雪晴れ（上高地）

看護への想い、やりがい、人づくり　もくじ

まえがき ……………………………………………………………1

三木市民病院　病院概要 ………………………………………3
三木市民病院　看護部紹介 ……………………………………4
三木市民病院　看護部10年の足跡 ……………………………6

1 踏み出した第一歩 …………………………………………17
　　17歳で准看護婦からの出発 ………………………………17
　　看護部長をやってみないか ………………………………18
　　この思いを伝えよう ………………………………………20
　　看護部長就任の挨拶 ………………………………………20

2 「看護への想い」を引き出す ……………………………24
　　アンケートによる意識調査 ………………………………24
　　あなたはどんな看護が受けたいですか …………………28
　　管理能力を高める …………………………………………29
　　基本方針の徹底 ……………………………………………30

3 ユニホームを変える ………………………………………32
　　ユニホーム委員会発足 ……………………………………32
　　ユニホームでイメージアップ ……………………………33

4 エチケット委員会発足 ……………………………………35
　　職員同士が気持ちよく ……………………………………35
　　3つのお願い …………………………………………………37
　　患者さんを物のように扱わない …………………………39
　　看護職同士で敬称を使わない ……………………………41
　　幼児言葉と尻なし言葉の追放 ……………………………42

5 緩和ケアへの取り組み ……………………………………45

　　　　ターミナルケア研究会 ……………………………………………45
　　　　ターミナルケア委員会 ……………………………………………48
　　　　緩和ケア委員会 ……………………………………………………50
　　　　院外の看護職からの学び …………………………………………51
　　　　家族への支援 ………………………………………………………51
　6　**家族が癌になったとき** ……………………………………………54
　　　　私の癌体験 …………………………………………………………54
　　　　死に逝く人と家族の心のケア ……………………………………56
　　　　山びこ対応で開かれる会話 ………………………………………58
　　　　人は感情を浄化する能力がある …………………………………59
　　　　姉の死 ………………………………………………………………60
　　　　死の準備教育 ………………………………………………………61
　　　　看護婦のMさんの死 ………………………………………………61
　　　　医者の死 ……………………………………………………………62
　　　　死に逝く人たちと共にいて ………………………………………63
　　　　自分のこととして考える …………………………………………64
　　　　妹の死 ………………………………………………………………65
　　　　天国での再会を約束する …………………………………………66
　　　　ありがとうと言って別れたい ……………………………………67
　7　**患者さんを生活者として支援する** ………………………………70
　　　　病棟と外来の看護の継続 …………………………………………70
　　　　病診連携のために地域医療室の設置 ……………………………72
　　　　患者さんを生活者として支援する ………………………………73
　　　　継続看護委員会発足 ………………………………………………73
　　　　地域への貢献は看護部理念の一つ ………………………………76
　8　**看護部基本方針の徹底** ……………………………………………78

	看護部の理念	78
	基本方針を決める	79
	基本方針を共通理解する	80
	委員会の目標	81
	基本方針の具現化	82
	所属目標の行動計画表	83
	所属目標評価の発表会	85
	他施設の看護職の反応	86
9	管理機能の充実のために	88
	主任を固定チームの一員として	88
	次長2人体制で婦長のサポート	91
	所属会のオブザーバーとして	93
	所属運営会議（四者会）	96
10	やさしさと思いやりと	101
	思いやりの心が伝わる看護をしよう	101
	やさしさの出発点	103
	思いやりの心	106
	その日に担当する患者さんに名前を名乗って挨拶	107
	患者さんの顔を一目見てほしい	108
	患者さんと共に看護計画を立てる	110
	看護師は書記をする人か	112
	他部門の人に思いやりの心を表そう	113
	さわやかな自己表現を	114
	看護師同士が思いやりの心で接しよう	115
	成長できるチャンス	115
11	病院ボランティアの導入	117

12	医療の中の顧客満足	123
	医療ニーズの変化	125
	医療CS委員会	127
	患者さんと看護計画の共有は必須	128
	人間の尊厳を忘れない	130
	心がホッとする場所	131
	医療者の非常識	132
	看護は商品です	132
	患者体験で見えたこと	135
13	病院経営における看護部の役割	138
	経済を無視しては通れない	138
	病院経営への目覚め	139
	物品管理	139
	時間も大切な資源	141
	超過勤務は人につく	142
	仕事の終了時間を自己申告	143
	病院経営にもマーケティング理論	144
	ベッドが1つ空いていれば	145
	自分の病院は自分で守る	146
	親方日の丸は許せない	147
	救急患者さんはお断りしない	147
	ベッドコントロールは看護部で	149
	私たちはいいですよ	150
	人件費率	151
	経営上留意すべき三要素	153
14	看護師自身の満足	156

職員を大切にしたい …………………………………156
　社会環境の変化に対応する人づくり ………………157
　やりがいの発見 ………………………………………159
　情けは人のためならず ………………………………160
　悪しき職場風土 ………………………………………161
　「看護への思い」文集発行 …………………………162
　悪しき風土の改善 ……………………………………163
　院内教育のバージョンアップ ………………………167
　ダイヤモンド研修 ……………………………………167
　エメラルド研修 ………………………………………171
　バージョンアップ・パートⅡ ………………………175
　部長講話の内容の一部 ………………………………179
　　勉強をする姿勢を持つ ……………………………179
　　リストラの意味 ……………………………………180
　　組織の一員であることの意味 ……………………181
　　職業を選ぶのも職場を選ぶのも個人の自由 ……182
　　病院があなたに何をしてくれるかを問うなかれ ……182
　　人生は掛け算だ ……………………………………183

15　やりがい支援の目標管理 …………………………184
　目標による自己管理 …………………………………184
　やりがいがやりがいを生む …………………………185
　組織の中の個人 ………………………………………186
　自己目標管理シートの活用 …………………………187
　目標面接 ………………………………………………189
　婦長が良きアドバイザー ……………………………195
　目標管理シートについてのアンケート調査 ………196

アンケートから見えた問題点 …………………………197
　　　目標管理シートに対する意見 ……………………………201
　　　婦長にもアンケート調査 …………………………………204
　　　フィードバックメモ ………………………………………205
　　　脳外科病棟の個人目標一覧表 ……………………………208
　　　外来看護師の責任 …………………………………………209
　　　目標管理に対する声 ………………………………………214
　　　個人目標を公表する ………………………………………214
　　　目標管理はキャリア開発の手段 …………………………215

16　**能力主義と成果主義**…………………………………**216**
　　　人事管理の2つのパターン ………………………………217
　　　日本の夜明け ………………………………………………217
　　　年功主義……疑似的能力主義 ……………………………218
　　　能力と実力のミスマッチ …………………………………219

17　**昇格人事に対する考え方**……………………………**223**
　　　課長（婦長）・主任が職場を動かす「かなめ」………223
　　　本人の意思を尊重する ……………………………………224
　　　看護実践能力を評価 ………………………………………225
　　　女性の役割との狭間で ……………………………………227
　　　なりたくてなったのではない？ …………………………228
　　　看護部長をやっていくうえでの信条 ……………………229

18　**私が知る看護制度問題**………………………………**232**
　　　保健婦助産婦看護婦法制定 ………………………………232
　　　准看護婦制度は当面の措置 ………………………………233
　　　低賃金労働者 ………………………………………………233
　　　3年間の実務経験 …………………………………………235

でもしか看護婦 …………………………………………236
　　看護婦等人材確保法 ………………………………………237
　　平成8年の実態調査 ………………………………………238
　　准看護婦の資質向上のための検討会 ……………………239
　　移行教育検討会 ……………………………………………240
　　どこかで割り切りが必要 …………………………………240
　　通信教育で国家試験受験資格を …………………………241
19　雑　　感 …………………………………………………243
　　3分間スピーチで職場が変わる …………………………243
　　誕生日のハガキからの警告 ………………………………245
　　他施設の看護職と共に学ぶ ………………………………247
　　病院機能評価は看護部の応援歌 …………………………250
　　婦長の呼び名が消える ……………………………………253

　　送別の言葉 …………………………………………………258
　　あとがき ……………………………………………………269

カバー・本文写真：多羅尾　正夫

カバー、本文とも撮影地は上高地。カバー表のタイトルは「新緑景」（前夜の降雪でカラマツの新緑が映える。バックは穂高連峰）。カバー裏のタイトルは「愁霜」。

1 踏み出した第一歩

17歳で准看護婦からの出発

　1959年（昭和34年）から1971年の13年間、兵庫県内の自治体立病院で准看護婦として働きました。基準看護が始まって間もないころで、深刻な看護婦不足の時代でしたから、公立病院も大半が准看護婦でした。そのころは、「診療の補助」が手際よくできるかどうかで看護が評価されていたように思います。仕事が早いことが良い看護婦だと教え込まれて育った時代です。

　13年の実務経験の後、1972年に進学コースに進みましたが、そのとき、自分ではベテラン看護婦として十分通用していると思っていました。自分に知識や技術が不足しているとは思っていませんでした。ただ看護婦の免許が欲しかったのです。ところが、いざ勉強を始めてみると、それまでの自分がいかに知識が浅かったか、いかに患者さんの身になっていなかったかを思い知らされることになりました。この3年間で私の看護観・人生観が大きく変わり、看護婦を続けることに自信と誇りを持つことができたのです。

　卒業するときに、患者さんに喜んでもらえる看護婦になろう。患者さんに喜んでもらえたことを自分の「やりがい」にしようと思いました。そして、その実践をとおして、自分自身が人間的に成長させてもらおうと思いました。また、この3年間で学んだ多くのことを他の同僚にも伝えよう、看護の喜びを語り合える職場にしようと意思を強くして元の病院に復職しました。

　しかし、看護の現場は3年前と同じで、患者さんの体を拭くでも

なく、髪を洗うでもなく、病気で苦しむ患者さんや家族の心を支援するでもなく、医師の補助者として指示どおりの処置をするだけという状況でした。

　看護界全体がそういう風潮でしたから、この病院だけを批判するつもりはありません。私自身も3年前までは疑問も持たず、ベテラン看護婦のつもりで行動していた一人ですから、大きなことは言えませんが、「患者中心の看護」も「看護の主体性」もただの空論でしかありませんでした。患者さんに喜んでもらえる看護を実践しようとすれば、職場の和を乱すことになり孤立していったのです。まだまだ人間的にも未熟で、向こう意気だけが強い私のやり方にもまずさもあり、「出る杭は打たれる」の言葉どおり、私は多くの場面で頭を打ち、壁にぶつかり、自分で納得のいく看護ができないジレンマに悩む日々が続きました。それは7年後に婦長の辞令を受けた後も続きました。業務改善をしようとすれば、「前任の婦長の顔をつぶす気か」と抗議を受け、心ある者で看護を語る会をもとうとすれば、組織を乱すと非難される始末でした。

　このときのやり場のない不満と苦い体験が、後の私の看護部運営理念である「看護師自身が働きがいが感じられる環境づくり」につながっているのです。

　1984年、私は42歳で三木市立三木市民病院に職場を変えました。ここでも多少のいざこざはありましたが、良いスタッフに恵まれて「患者さんに喜んでもらえる看護」への理解と協力が得られ、婦長として充実した日々が送れるようになりました。

看護部長をやってみないか

　1993年（平成5年）1月のことです。私は病院長（現在、三木市民病院名誉院長　福﨑恒氏）から呼ばれました。「患者さんからの

苦情かな？」と恐る恐る入った院長室で、院長から、「君は婦長という立場にあるけれども、看護をどのように考えているのかね」と尋ねられました。私は、「患者さんのことを真剣に考える看護婦でありたい」というようなことを言った後、「看護は実践が第一だと思っています。スタッフにも『詰所で議論するよりまずベッドサイドへ行こうよ』と言っています。自分の目で見て、自分の手で触れて、自分の言葉で患者さんに喜んでもらえる看護をしたいと考えています」というような話をしました。1時間ほどそんな話をしているうちに院長は、「君、看護部長をやってみないか」と言われました。

　まったく思いもかけないことでした。そのとき、私は病棟婦長として50人の患者さんと20人のスタッフを任されているだけで精一杯でしたし、それで十分やりがいを感じ充実した日々を送っていたのです。それに、私は中学卒業と同時に准看護婦養成所に行きましたから、基礎教養を身につけていません。これは私にとって大きなハンディです。そんな私ですから250人もの看護部を率いて看護部長職をやってのけるほどの力量は持ち合わせていません。「私には荷が重すぎます。学歴もないし、人脈もないし、婦長という立場に十分満足していますから、このまま婦長を続けさせてください」と辞退しました。

　その私が、まったく自信はないままこの大役を引き受けようと決心したのは、その後の院長との何回かの面談の中で、院長が真剣に患者さんのための医療を考えておられるのを知ったことと、医療における看護の重要性を正当に評価しておられるのを知ったからです。そして、それまでの婦長経験をとおして、看護婦一人ひとりは潜在能力を持っているけれども、その能力を発揮できる環境が整っていないと感じていたからです。

　看護婦一人ひとりの潜在能力を引き出し、実践に結びつけること

1　踏み出した第一歩

で、看護の喜びが感じられるのではないか。仕事を通して自分が成長できていることを実感できるのではないか。そんなことなら私にもできるかなと思ったとき、看護部長を引き受ける決心がつきました。自分が先頭に立って何かをするとか、新しい仕事を切り開くとかの発想ではなく、一人ひとりの「看護への思い」を引き出し、それが実践できるように環境を整えたいと思ったのです。この素朴な思いが私の看護部運営理念の原形です。

この思いを伝えよう

　まず看護部長を引き受けるにあたって、私のこの思いを看護部職員に伝えて協力を得ようと思いました。それで、看護部職員に集まってもらい、看護部長就任の挨拶をし、私の考えを伝え協力を求めました（要旨は別記のとおりです）。
　看護部長がどのような考えで看護部を運営しようとしているのかを自分の言葉で伝え、進むべき方向をきっちり示すことは、マネジメントの基本です。組織の力を結集しようと思えば、そこに手抜きがあってはならないのです。
　私は、その後も、毎年4月1日に看護部職員に集まってもらい、看護部の年度方針とその主旨を自分の言葉で説明することにしています。看護部のビジョンを明確に示すことで協力体制が強化できると考えるからです。

看護部長就任の挨拶　　　　　　　　　　　平成5年4月1日

　日ごろは非常に厳しい状況の中で看護に励んでいただいてご苦労さまです。特にこの時期、人の異動やら新任研修やらで、現場はパニックになっているのではないかと思います。私も、このたび、看護部長という大役をいただいて、パニックになっていました。けれ

ど、いつまでもそんなこと言っておられませんので、病院長の方針を受けて、前看護部長の意思を継いで、看護部長としての役割が果たせるように精一杯の努力をしようと決心しています。それで、私の思いを皆さんにお伝えして、皆さんの協力をお願いしたいと思い、今日こうして集まってもらいました。

　私は、三木市民病院に婦長として就任して9年になります。その間、皆さんに助けていただいて今日に至ったことを感謝しています。私は、臨床の現場がとても好きです。患者さんが苦しんでおられるのを見るのはつらいし、手のかかる患者さんがおられて、スタッフがきつい仕事をしいられているときは、「なんで看護婦ばっかりこんな思いをせんならんの？」と怒りも込み上げてくるし、医師や他部門の人には言いたくないことも言わなければならないし、楽しいことばかりではありませんが、そういう人と人とのかかわりが好きです。だから、これからも時間の許す限り現場に出ていきたいと思っています。現場の生の声も聞きたいし、今までどおり仲良くしてほしいと思っています。

　けれども、「みんなで仲良くしましょう」だけでは看護をしていることにはなりません。私たちは「看護を業」としているのです。病院という医療現場で看護を任されているのですから、その責任は果たさなければなりません。

　病院長は看護の重要性を正当に評価しておられます。「看護婦さんは看護の専門家だから、看護に関しては自分たちの判断でやりなさい」とおっしゃいます。今が私たちの実力を発揮するチャンスです。今この時期に私たちは、患者さんに喜んでもらえる看護を提供して看護の力を示すべきだと思っています。

　先日、札幌麻布脳神経外科の紙屋克子先生（現在、筑波大学教授）の講演を聞く機会がありました。紙屋先生は、「今、看護は社会か

ら注目を集めているけれど、本当に看護が注目を集めているのだろうか。看護の労働力が足りないとか、夜勤があって仕事がきついとかで注目を集めているのであって、看護の内容そのものが専門性が高いとか、さすが看護婦さんという意味の注目ではないのではないか」とおっしゃいました。

　私は、三木市民病院が看護の内容で「さすが看護婦さん」と思ってもらえる質の高い看護を目指したいと思っています。そして、皆さん自身が働きがいが感じられ、自己成長が実感できる環境にしたいと思っています。世の中が豊かになり国民の生活水準が上がりました。健康への関心も高まりました。長生きや延命だけでは満足できない時代です。生活の質の面での満足が求められています。

　こんな時代ですから、「入院するなら看護の行き届いた三木市民病院へ」と言っていただける看護部にしたいではありませんか。そのためには、私たちが、患者さんにとってどうすることがいいのかを考えて行動しなければなりません。患者さんにとって良い看護を、もっと知恵を出し合って工夫する必要があります。

　先日整形外科病棟であったことですが、頸椎の疾患で１カ月臥床安静の患者さんが、フィラデルカラーを付けて少し動いてもいいことになったのです。その人が「髪を洗ってほしい」と言われました。そのナースも髪を洗ってあげたいのです。それで、ある看護婦が外来診察中の医師に「洗髪をしてもいいですか？」と指示を受けたのです。医師からは当然ＯＫと返事がありました。それはそうです。頭に傷があるわけでもないし……。

　私がここで言いたいのは、「患者さんの生活のレベルに合わせて、清潔の援助ぐらいは私たちの判断で工夫して責任をもってやりましょう」ということです。生活の援助をするプロとして、頸部の安静を保ちながら、どうすれば安全で安楽な洗髪ができるかを考え実践

する。それが看護の独自性であり、専門性だと思うのです。医師の指示がなければ何もできないというのでは、いつまでたっても医師の指示に振り回される看護婦でしかありません。「患者さんの生活レベルに合わせて、清潔の援助は責任を持ちます」と言って工夫して安全に実施することで、看護は認められ、「やりがい・生きがい」に通じるのです。

　私たちが行う看護の内容が良くなれば、「三木市民病院の看護婦です」と誇りをもって言うことができるし、「良い看護をしたい」という看護婦が集まってくると思うのです。先日患者さんからお電話があったそうです。「三木市民病院に入院して、看護婦さんからとても行き届いた看護を受けました。看護婦さんに感謝しています」という内容だったそうです。うれしいじゃないですか。この調子で、三木市民病院が、看護の内容で注目を集めるように一層の努力をしようではありませんか。そして、「三木市民病院の看護婦です」と誇りをもって言える看護部にしようではありませんか。

2　「看護への想い」を引き出す

　私が看護部を運営するうえでモットーとしてきたことは、「質の高い看護を実践し、看護師自身が働きがいが感じられ、仕事を通して自己の成長が実感できる組織づくり」です。

　急性期高度医療を担う地域の中核病院として、重症患者さんや生活援助の必要な高齢者が多い中で、看護師たちは少ない人員で一生懸命働いていました。しかし、毎日仕事に追われて疲れるだけで「働きがい」が感じられるまでには至っていませんでした。看護師一人ひとりが持っている「看護への想い」を引き出し、主体的能動的に行動できるようになれば、看護の質は向上し、看護の喜びが感じられ、働きがいにつながるのではないかと考えました。私の看護部長就任時の当面の課題は、看護師たちの「看護への想い」を引き出し「やる気」に導くことでした。

アンケートによる意識調査

　「看護への想い」を引き出し、やる気につなげるにはどうすればいいのだろう。主体的能動的に行動するにはどうすればいいのだろうと考えました。まず、看護師がどんな気持ちで仕事をしているのか、どんな看護をしたいと思っているのか、何がどうなれば自分がしたい看護が可能になると思っているのかを知るために、アンケートによる意識調査を行いました。自分に任された組織の状況を正確に把握しなければ、現状に合ったマネジメントはできません。

　アンケートの設問は図表1のとおりです。このアンケートは、その後、同じ内容で1年おきに行っています。平成5年と平成13年の

図表1　看護師への意識調査の設問

1. あなたは、病院の基本的理念を知っていますか？
2. あなたは、看護部の理念を知っていますか？
3. あなたは、今年度の看護部の方針を知っていますか？
4. あなたは、今年度の所属の目標を知っていますか？
5. あなたは、今、仕事に"やりがい"を感じていますか？
6. あなたにとって、仕事の"やりがい"とは、どのような事ですか？
7. あなたは、この病院でどんな看護をしたいと思っていますか
8. あなたは、あなた自身がしたいと思っている看護がどの程度できていますか？
9. あなたがしたいと思っている看護を実践するには何がどうなればよいと思いますか？
10. あなたは、今、あなたが持っている能力を十分発揮できていると思いますか。
11. 自分の能力を発揮するには、何がどうなればよいと思いますか？
12. あなたは、今、職場（所属）に不満がありますか？
13. あなたは、今、職場（所属）の人間関係で悩んでいますか？
14. あなたは、今、この病院を辞めたいと思っていますか？
15. あなたの所属の婦長に望むことがあれば書いてください。
16. あなたの所属の主任に望むことがあれば書いてください。
17. 看護部長に望む事があれば書いてください。
18. その他、看護部の運営に関して、ご意見・アイデアをお書きください。
19. 病院経営の健全化に関して、ご意見・アイデアがあれば書いてください。
20. あなたは、看護部長との面談を希望しますか？
21. あなたは、病院長との面談を希望しますか？

変化を図表2に示します。

　平成5年当時のアンケートの結果は、私の予測を超えた深刻なものでした。「あなたは今年度の看護部基本方針を知っていますか」に対して、知っていると答えたのは26％でした。方針が徹底していなかったのです。組織で働く者は、その組織の方針を知り、方針に沿った行動をしなければなりません。方針の徹底のための方策が急務でした。

　「あなたは所属の目標を知っていますか」に対しては、知っていると答えたのは61％にすぎません。所属の目標は、その所属で話し合って決めているはずなのに、知らないと平気で答える人がいるのが現実でした。

　「あなたは今仕事にやりがいを感じていますか」に対しては、まあまあ感じるが71％あったものの、まったく感じないの23％（41名）は私にとって衝撃でした。看護の現場は患者さんとのかかわりの中で、やりがいが感じられる場面がたくさんあります。患者さんの良い表情が見えたとき、患者さんの症状が快方に向かったときなど、患者さんの喜びを素直に自分の喜びに変えるだけの感性と心の余裕が欲しいと思いました。

　「あなたはこの病院でどんな看護がしたいと思いますか」の質問には、患者さんの悩みやつらさを聞いてあげたい。もっと患者さんの体をきれいにしたい、医師の指示に振り回されないで患者さんのニーズに合った看護がしたいなど、十分な看護ができていないことへのジレンマに陥っていることがわかりました。この「看護への想い」を大切に育て、「やる気」に導きたいと思いました。看護への想いが潜在していることの確認ができたことは救いでした。

　「何がどうなればあなたがしたい看護が可能になると思いますか」に対しては、人手不足のことや、設備や備品の不備、看護用具の不

図表2　平成5年～平成13年看護部アンケート結果比較一覧表

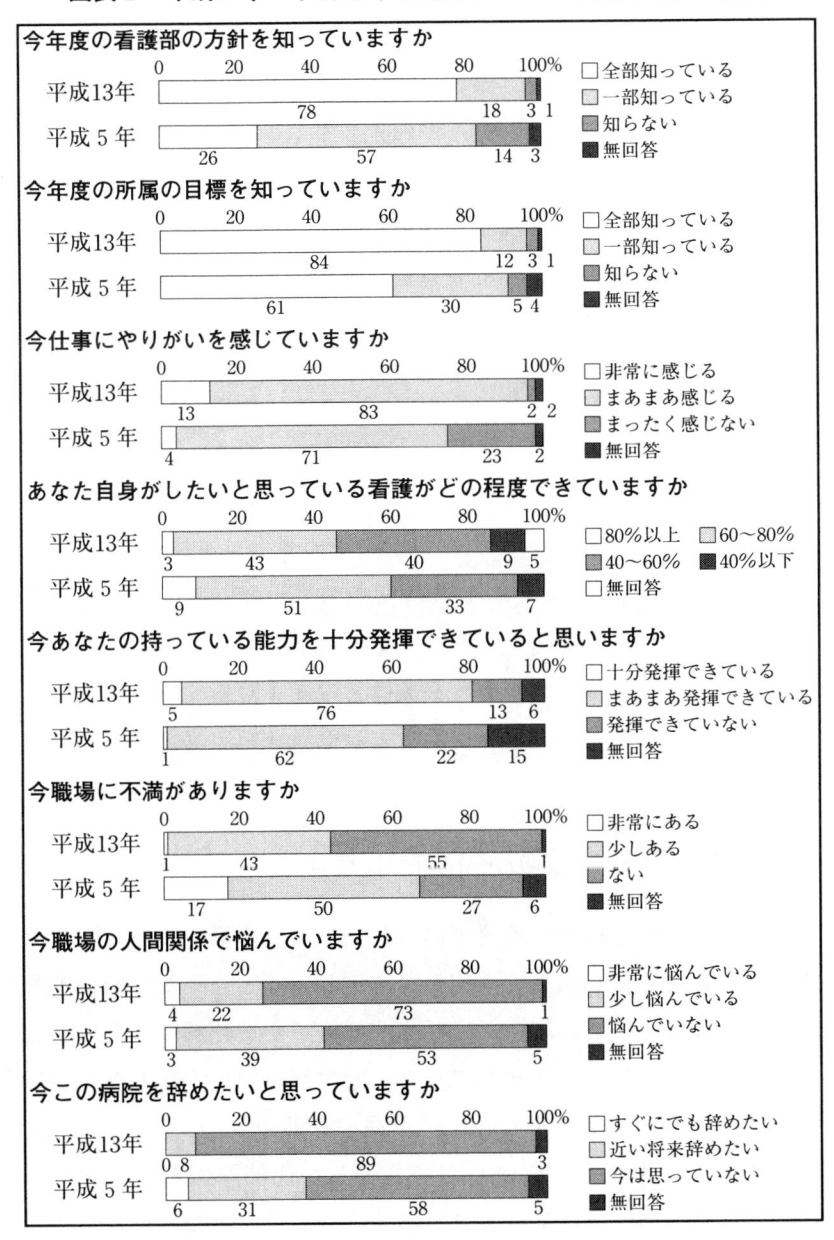

今年度の看護部の方針を知っていますか

	全部知っている	一部知っている	知らない	無回答
平成13年	—	78	18	3
平成5年	26	57	14	3

今年度の所属の目標を知っていますか

	全部知っている	一部知っている	知らない	無回答
平成13年	—	84	12	3 / 1
平成5年	61	30	5	4

今仕事にやりがいを感じていますか

	非常に感じる	まあまあ感じる	まったく感じない	無回答
平成13年	13	83	2	2
平成5年	4	71	23	2

あなた自身がしたいと思っている看護がどの程度できていますか

	80％以上	60～80％	40～60％	40％以下	無回答
平成13年	3	43	40	9	5
平成5年	9	51	33	7	—

今あなたの持っている能力を十分発揮できていると思いますか

	十分発揮できている	まあまあ発揮できている	発揮できていない	無回答
平成13年	5	76	13	6
平成5年	1	62	22	15

今職場に不満がありますか

	非常にある	少しある	ない	無回答
平成13年	1	43	55	1
平成5年	17	50	27	6

今職場の人間関係で悩んでいますか

	非常に悩んでいる	少し悩んでいる	悩んでいない	無回答
平成13年	4	22	73	1
平成5年	3	39	53	5

今この病院を辞めたいと思っていますか

	すぐにでも辞めたい	近い将来辞めたい	今は思っていない	無回答
平成13年	0	8	89	3
平成5年	6	31	58	5

2　「看護への想い」を引き出す

足、他部門の協力が得られないことへの不平不満、看護部長や婦長・主任に対する不平不満などがアンケート用紙にびっしり書かれていました。自分たちだけが大変な仕事をやらされているという被害者意識を強く持っていることがわかりました。

　このアンケートの結果が私の看護管理の出発点です。看護部の方針も徹底していない。こんな看護をしたいという希望は持っているけれども、それが実践できる環境が整っていないし、やりがいも感じていない、看護に必要な備品もそろっていない、婦長や主任や看護部長は現場の苦労をわかってくれないし、話も十分聞いてくれない、上が何を考えているのかわからない、三木市民病院の看護婦であることに誇りが持てない、というのが実態でした。

　これらの結果を基に、アンケートの報告会を持ちました。膨大な量の意見は一つひとつワープロで打ち、そのすべてを公表しました。「あなたたちの想いはきちんと受け止めたよ」ということを伝えるためと、お互いの「看護への想い」を共有するためです。設備や備品に関することやその他の不平不満はそのまま院長や幹部職員にも伝えました。看護の現状を知ってもらい職場環境を改善するためです。

あなたはどんな看護が受けたいですか

　他部門の人に看護への理解が得られなければ職場環境は改善できません。私たちはそれまで「忙しい、忙しい」と言うだけで、実際にどんなことをしているのか、なぜ忙しいのかを他部門の人に知ってもらう努力をしていませんでした。看護師が何をする人なのかを病院の職員も知りませんでした。診察の介助をして、注射をして、検査や手術に患者さんを運んでいる姿しか他部門の人は見てません。それで、病院職員全員を対象に「あなたはどんな看護を受けた

いですか？」と題して研修会を持ちました。この研修会では、入浴介助の場面や、朝夕の洗面介助の場面、体位交換の場面、食事介助の場面などをビデオにとり、「私たちはこういうお世話をしているのです」ということをアピールしました。また、看護の現状を言葉でも訴えました。「もし、あなたが病気や怪我で苦しんでいるとき、ナースコールを押してもだれも来てくれない。詰所に行っても看護師はいない。やっと見つけても忙しく走り回っているとしたらどうされますか？　看護師は今まさにその状況です。私たちは十分な看護ができていないことに悩んでいます。どんなに世の中が豊かになっても、どんなに便利な医療機器ができても、看護の現場は人の目と、人の手と、人の心を必要としています。私たちにもう少し時間をください。看護師でなくてもできる仕事を分担してください」と訴えました。

　研修会のあと、他部門の人から「看護婦さんも大変なんやなあ」という声が聞かれ、看護師からは、「看護の現状をあのようにアピールしてもらったのは初めてで涙が出ました」という感想を聞くことができました。研修会を通して看護を他部門の人に理解してもらえたことを実感でき、看護師自身が果たさなければならない役割と責任を自覚する機会となり、やる気につながりました。

　アンケート結果の公表と研修会で他部門の理解が得られたことにより、外来での採血業務と病棟の検体集めを検査室委譲、看護職員の増員、看護補助者の増員、リネン交換の業者委託、ディスポ製品のバーコードシステムが実現し、看護業務の改善につながりました。

管理能力を高める

　アンケート用紙にびっしり書かれた婦長への不平不満は、婦長たちに少なからず動揺を与えました。その事実を素直に受け止め前向

きに努力する者、前向きに考えられず落ち込んでしまう者、楽天的すぎると思える者など、受け取り方はさまざまでした。しかし、部下が不満に思っているという事実はそのまま認めなければなりません。その事実を謙虚に受け止め、管理者として成長できるチャンスにしたいと思いました。婦長は看護現場のリーダーとして豊かな人間性が求められます。私は婦長会を利用して、婦長の看護観・人生観・人間観が所属の看護師に大きな影響を及ぼしていること、それが部下一人ひとりの看護実践に反映されることを自覚し、リーダーとしてふさわしい行動がとれることを求めました。看護師一人ひとりの「看護への想い」を引き出して育てるのも、摘み採ってつぶすのも、婦長の姿勢にかかっているからです。一人の人間の人生をも左右するほどの重大な責任があることを自覚して部下育成に臨んでほしいのです（管理能力を高める取り組みは15章で詳しく述べます）。

基本方針の徹底

　看護部の基本方針は毎年婦長会で話し合い、婦長たちの納得のうえで決めることにしました。そして、その方針を受けて、所属の年度目標は所属で話し合って決めます。所属の目標を達成するために個人個人はどう貢献するのか、個人目標までを明らかにして取り組んでいます。平成9年度から始めた個人目標管理は15章で詳しく述べます。

　毎年4月に看護部職員に集まってもらい、基本方針の主旨説明をしていることはすでに述べました。交代制勤務を考慮して同じ内容の説明会を3～4回行います。産休や育休中の人が復職したときには「復職研修」もしています。産休・育休を合わせると約1年半職場を離れることになります。この変動する看護現場で周囲と歩調を

合わせて責任を担ってもらうためには、タイミングを逃さず動機づけをしていかなければなりません。そこを手を抜くと後の修正が難しくなります。

　看護部が運営する委員会もすべてこの方針を元に年度目標を掲げて取り組みます。幹部会議や運営会議にも、看護部の方針を言葉と文書で伝えることにしています。「看護部は今年度はこんな方針でいきます」ということを伝えて協力を得るためと、「看護部はこうしているんだから他部門の人も一緒にやろうよ」と啓蒙するのがねらいです。

　1年おきに実施しているアンケートによる意識調査で、「何がどうなれば、あなたがしたい看護が可能になると思いますか」の質問に対して、平成5年当時は、膨大な量の不平不満が書き並べてあったのに比べて、最近では、「自分のやる気」や「自己啓発」といった自分の問題を挙げている者が目立つようになりました。自分が主体的に行動することで自分がしたい看護は実践できると思えるようになったことは大きな成長です。10年前、「やりがいが感じられない」と言っていた看護師が、今では、「患者さまから教えられたり、励まされたりしながら、患者さまに育てられていることを実感している」と言えるようになりました。今、どの看護師も「やらされている」という意識は持っていません。質の高い看護を実践することが、看護師自身の働きがいと自己の成長につながることを実感できるようになりました。

3 ユニホームを変える

　看護部長に就任してすぐに取り組んだもう一つ大きな仕事はユニホームを変えることでした。平成5年当時は、当院はまだ深刻な看護師不足が続いていました。歴代の看護部長が看護師確保に奔走していたのと同じように、私も就任早々看護学校回りなど看護師確保対策が重要な仕事でした。

　女子高校生がユニホームで学校を選ぶ時代です。私は、若い人がユニホームで病院を選ぶことがあるのではないかという発想から、ユニホームを変え、看護職のイメージアップを図ろうと考えました。患者さんに温かさを感じてもらえ、看護師自身が着て楽しく、働きやすく、誇りがもてるユニホームにしたいと考えました。

ユニホーム委員会発足

　平成5年6月にユニホーム委員会を発足しました。ユニホーム委員会では、看護師だけでなく、他部門の人や患者さんにもユニホームについてのアンケート調査を行いました。他部門や患者さんからは大きな反響はありませんでしたが、当事者である看護師からはさまざまな意見が寄せられ、ユニホームに対する関心の高さがうかがえました。

　色を統一してデザインは自由に選ばしてほしい、2～3種類のユニホームを限定してその中から好きな物を選ばしてほしい、スタンドカラーがいい、丸襟がいい、といった着る立場からの希望もたくさんありましたが、胸のポケットにボールペンなどを差し込んで患者さんに危険だとか、看護師の名札がベビーを抱っこしたときに危

険だとか、患者さんの安全面に配慮した意見がたくさんありました。単にユニホームのことだけにとどまらず、専門職としての身だしなみやエチケットについても多くの意見が寄せられました。このような意見を基に検討を重ねて新しいユニホームの案がまとまりました。しかし、予算は大幅にアップしました。それまで着ていたユニホームは、当時250人分で300万円か400万円で更新できたのですが、私たちが要望したのは1,000万円を超えてしまうのです。当然経理課からクレームがつきました。「ユニホームにこんなにお金を使ってもらったら困る。予算がない」というわけです。

ユニホームでイメージアップ

　しかし、「そうですか」と引き下がるわけにはいきません。ユニホームが単なる作業衣という考えではなく、看護師や患者さんの心理面に影響を及ぼすことや、それが看護師のやる気につながり、看護の質の向上に結び付くことなどを理解してもらわなければなりません。「看護師のイメージアップを図り、責任を自覚するためにユニホームを変えたいのです。ユニホームに恥じない看護をやって見せます。三木市民病院は『看護ではどこにも負けません』と言えるようにして見せます」と言って粘り強く交渉しました。そして、それまで3年で更新していたユニホームを「これからは4年間着るから」という提案をして、やっとユニホームを変えることに成功しました。ピンクのシルク風の生地に白い丸襟とラグラン袖の活動的で可愛いユニホームです。胸のポケットとプラスチックの名札は廃止し、名前は刺繍で縫い込みました。当時、公立病院で看護師側の発案でユニホームを変えたところは珍しいなかで、平成6年4月からこのユニホームが三木市民病院の顔として定着し、患者さんからも看護師からも大変好評でした。

平成10年4月で4年が過ぎ、約束の更新の時期を迎えました。前回同様ユニホームについて看護師に意見を聞きました。その結果、今まで着ていたユニホームの他に同じ生地でもう1種類新しいデザインを追加しパンタロンも導入しました。今回は経理課からも積極的な支援が得られました。そして、平成15年2回目の更新です。クリーニング業者にアイロン仕上げの方法をこちらから問題提起したこともあり、4年間使用してもほとんど傷んでいません。まだ十分着られる状態です。今まで1人5枚支給していたユニホームを、今回は3枚支給で検討しています。前のと合わせると1人8枚使用できることになります。結果的に、ユニホームの枚数が少なく、自由に着替えができないという不満の解消と、経費の節減になりました。

　当院では、夏休みに高校生の看護体験を実施しています。毎年100名近い高校生がこのユニホームで看護体験をしています。「ピンクのユニホームを着たらやさしくなった気がしました」と感想を述べる人が何人もいます。「看護の日」が制定され、看護に対する理解が深まったことや、看護婦等人材確保法で看護職の処遇が改善されたことなどの追い風を受けて、当院の看護師不足は解消しました。看護師確保に奔走していたころを懐かしく思い出します。

4 エチケット委員会発足

　ユニホームを変えましたから、このユニホームを着る看護師としてふさわしいエチケットを身につけなければなりません。1994年（平成6年）4月にユニホーム委員会はエチケット委員会と名称を変え、「専門職としてのエチケットを身につけ、人を人として尊重する」ことを目的に活動を始めました。

職員同士が気持ちよく

　エチケット委員会では、身だしなみや言葉遣い、電話の対応のしかたなどをエチケット集にまとめ、それを資料に所属ごとに研修会をもつなど、マナーの改善に取り組みました。このエチケット集は、その後何回か修正を重ね、新任研修の教材として今も活用しています。エチケットに関する標語を募集し、毎月優秀作品を選び、「今月の標語」として詰所やカンファレンス室に貼り出し、職員の啓蒙に努めました。また、ロッカールームやカンファレンス室には大きな姿見を取り付け、髪形や表情、ユニホームの汚れなど、身だしなみを自己チェックできるようにしました。

＜エチケット委員会が作った標語の一部＞
- 電話でもあなたのやさしさ伝えよう。
- あなたの言葉、話し方、気持ちを表すバロメーター。
- 気になる他人の私語、気づかぬ私の私語。
- すぐに行く、コールに込めた思いを受けて。
- 今は仕事中、長い髪も短い髪も、すっきり　まとめて清潔に。
- 髪形よし、表情よし、鏡の前でワンチェック。

当時は、患者さんの面前で職員同士が言葉を荒げる場面がよく見受けられました。例えば、手術や検査に患者さんを搬送するのが少し遅れると、医師や検査技師が「遅いやないか。いつまで待たせるんや」と不機嫌な言葉を浴びせたり、患者さんの前で不用意に他の医療者を非難したりするという状況です。患者さんに直接言っているわけではありませんが、聞いている患者さんは不愉快です。「こんな機嫌の悪い所で検査をしてもらっても大丈夫だろうか」と不安にもなります。職員間の対応のまずさや不用意な言動で患者さんの不安感や不快感をつのらせることになります。職員同士の節度ある対応が患者さんとの信頼関係につながることを意識しなければなりません。

　エチケット委員会が、職員同士の接遇の改善を他部門の人にも呼びかけました。私は、運営会議などを利用して、職員同士の言動が患者さんの心理面に及ぼす影響が大きいこと、職員同士の接遇がきっちりできているかどうかで、その組織がうまくいっているかどうかが評価できるといわれていることなどを話し、全職員への協力を求めました。看護師同士の接遇についても細かく注意点を示して改善を求めました。患者さんの前で他の看護師を非難したり悪口を言ったりしないこと。看護師同士の会話で患者さんに不快を感じさせないこと。職位の上下関係にこだわらず、気がついた者が気がついたときに注意し合うこと。お互いに感情的ではなく冷静に話し合うことなどです。

　他部門から「看護師は感情的な言い方をする」という指摘を受けることがあります。今までの歴史的な背景もあり、普通に言っても聞き入れてもらえないという被害者意識が強く、それまでの鬱積を吐き出すような感情的な言い方や攻撃的な言い方をする者がいることも事実でした。仕事上での言葉のやりとりは相手を攻撃するのが

目的ではないのですから、相手の心に届く言い方を工夫しなければなりません。報告するときは報告するときの言い方、注意するときは注意するときの言い方、依頼するときは依頼するときの言い方でなければなりません。看護師は他部門と連絡をとりあわなければ仕事が進みません。この年の看護部基本方針の一つに「職員間のコミュニケーションを円滑にする」をあげたのは、職員同士の節度ある対応で、職員間の信頼関係を築くことが患者さんとの信頼関係を築くことになると考えたからです。

3つのお願い

　救急外来で若い医師とナースの言い争いがありました。事の成り行きは、救急患者さんが来られたのでナースが救急当番の若い医師に連絡をとりました。彼は救急室に入って来るなり「なんで勝手に救急患者を取るんや。何も連絡がなかったやないか」と、患者さんの前でナースに激しい口調を浴びせました。そして「僕は救急を見るとは言うてない。あんたは何でも勝手に判断する。そもそもあんたが気にいらん」とまで言いました。この医師は普段から患者さんや職員との間でトラブルの多い、困り者です。

　患者さんは、近くの精神科病院に入院されている人で、たまたま外出され、外出先で意識喪失発作を起こされて救急車で搬送されたのですが、「なんで僕が精神科病院の患者を見なあかんのや」と言ったそうです。こういう報告を受けたとき私は「患者さんの前でなんということをしてくれるんや」と思うわけです。私は、この若い医師に「注意をするいいチャンス！」と思いました。指示命令系統の違う医師に看護部長が注意をするというのも変な話ですが、そんなことを言っている場合ではありません。OJTは、その場その場でタイミングよくが原則です。それで彼を呼びました。

「お忙しいのにわざわざ呼び出して申し訳ありません」と言った後に、「救急室での出来事は聞きましたが、どうしてああいうことになったとお考えですか？」と聞きました。すると、彼は「あの看護婦さんとはどうも性が合いません。第一、救急の患者が来るときは前もって連絡が入ることになっているのに、患者が来てから電話をしてきたんです。患者の状態を聞いても説明もしないで、早く来てくれと言うだけやった」と言います。
　私は、彼の言い分を黙って聞いた後で「先生の言いたいことはよくわかりました。だけど、『先生とは性が合わん』と思っている看護婦もたくさんいますよ。私は今日、先生に3つのお願いをしようと思っています。1つは、昼間の救急に関してはいちいち先生の了解を得なくてもすべて受けることになっています。それはこの病院の決まりですから、先生がそれを知らなかったのなら、今日から認識を改めてください。2つ目は、患者さんの前で医者と看護婦の言い争いはやめてください。医者と看護婦が協力している姿が見えてこそ患者さんは安心できるのです。医者と看護婦がけんかをするようなところで診察を受けたくはないでしょう。3つ目は、精神科の患者さんだって病院に来られた患者さんはきちんと診察をしてあげてください。以上のことは病院職員としての常識ですから、必ずお守りください」と言いました。彼は「ご迷惑をおかけして申し訳ありません」と言って帰っていきました。
　陰で「あの医者はどうしようもない」と悪口を100回言ってもことは解決しません。病院は職員の入れ替わりもあり、以前できていたことがいつまでも維持できるとは限りません。特に医師は組織の一員としての意識が希薄です。自分のやり方に周囲を巻き込もうとします。こういう事例があるたびにきちんと話をして改善につなげることも私の役割かな、と思ってやってきました。

患者さんを物のように扱わない

　次にエチケット委員会が取り組んだのは、「患者さんを物のように扱わない」ということです。医療はサービス業といわれながら、医療者は患者さんを一人の人間として大切にしているとは思えない言動が目立ちました。例えば、「ベッドに移す・転室させる・入院させる・検査に出す」などという言い方です。医師も「この患者は外科でとる」「内科に回す」「もう少し待たせといて」などと言っています。先ほどの事例も「救急患者を取る」と言っています。患者さんやその家族が聞かれたらどう思われるでしょうか。「一人の人間として大切にされている」と思えるでしょうか。これは医療者の「してやっている意識」の表れです。エチケット委員会ではこれらの言葉の改善に取り組みました。「ベッドに移す」ではなく、「ベッドに移っていただく」「入院させる」ではなく、「入院していただく」という具合です。患者さまを物ではなく一人の人間として尊重するという考え方です。

　しかし、これは繰り返し繰り返し言わないとダメでした。婦長からの報告でも、「○○さんを何号室に移して、そこに救急患者を取ります」と言うのです。「移すじゃなくて、移っていただくでしょう。救急患者を取るではなく、入院していただくでしょう。」とそのつど注意をしました。何事もスローガンだけで終わってはいけないのです。いったんこうやりましょうと決めたら徹底して取り組まないと改善にはつながりません。「入院させる」を「入院していただく」「検査に出す」を「検査に案内する」と言い換えたことで、患者さんを大切にするという考え方が根付いたように思います。

　近年、医療の世界でも「医療ＣＳ（Customer Satisfaction）」という言葉がさかんに使われるようになりました。患者さんは消費者

という発想、患者さんをお客さまとして大切にするという考え方です。ホテルやデパート、レストランなどの洗練されたサービスに慣れている消費者は、停滞気味の医療サービスに不満をもっているといわれています。デパートやレストランのお客さまは元気で、買い物や食事をするために来られるお客さまです。それに比べて、病院のお客さまは、病気や障害をもって不安な思いで来られるお客さまです。お客さまが求めるサービスの質が違うのです。医療現場では、よりレベルの高い思いやりのこもったサービスが求められています。

　しかし、現実はどうでしょうか。医療者は、言葉では「患者さんのために」とか、「患者中心の医療」などと言っていますが、実際には「入院させる」「転室させる」に代表されるように、患者さんを一人の人間として尊重しているとは言い難い言動が目立ちます。患者さんは医療者に対して、医療の専門家としての高い知識と技術はもちろん、病気や障害をもった一人の人間として、人権を尊重してほしいと思っておられるのです。医療ＣＳにはそのような期待が込められていることを、私たちは意識しなければなりません。

　患者さんの声の箱に投書がありました。「看護婦さんにお辞儀をしたり、挨拶をしても何の返事もないことがあり、感じが悪いです」というものです。毎日忙しく立ち働いているときに、「いちいち挨拶もできないよ」と思うのかもしれません。また、患者さんがお辞儀をされたり挨拶をされたのが目に入らないこともあります。しかし、患者さんはそこまで期待されているのです。わざわざ立ち止まって手を前に合わせてお辞儀をする必要はないのです。歩きながらでいいし、手を動かしながらでも、少し頭を下げたり、微笑みを返したりするのに時間はかかりません。キビキビと、しかし、少し周囲にも目を配りながら仕事をしている姿を見るのは心地よいもので

す。その姿が大きな信頼につながると考えています。

看護師同士で敬称を使わない

　その他にエチケット委員会では、「看護師同士で敬称を使わない」ということにも取り組みました。患者さんに「あの看護婦さんに聞いてください」とか「婦長さんが言われました」などと言っているのを耳にします。看護職の研修会でも、「うちの婦長さんが……」とか、「看護婦さんが……」と言っているのを聞くことがあります。そういうとき、私はいつも違和感を覚えます。デパートや銀行で外部の人に「部長さん」「課長さん」と言っているでしょうか。患者さんから「婦長さんいらっしゃいますか？」と言われたとき、「婦長さんはいらっしゃいません」と言うのは常識としておかしいのです。「婦長は今、席をはずしております」と言うのが普通です。
　東京女子医大の金井パック雅子先生が同じような記事を書いておられます。最近は病院も患者さんを「〇〇さま」と様付けで呼ぶ病院が増えてきた。けれども、どうもしっくりこない。なぜしっくりこないのかな？　と思っていた。そしたら、金井パック雅子先生ご自身が患者の立場で病院に行かれたそうです。待合室で待っていると院内放送が聞こえてきた。「〇〇先生。いらっしゃいましたら、〇〇にご連絡ください」と放送していた。お客様に聞こえるところで、職員同士が「〇〇先生」「いらっしゃいましたら……」「ご連絡ください」というのは変なんじゃないか。そんなことやっているから、患者さんを「様呼び」してもしっくりこないのではないかという内容でした。
　患者さんはお客さまで、病院の職員はすべて身内です。身内に敬語や敬称を使うのは変なのです。病院は、なぜ、お客さまである患者さんを物のように扱って、身内に敬語や敬称を使うのでしょうか。

一般の人から、「医者や看護婦は常識がない」と言われるのは、そういうことが原因ではないかと思うのです。私たちは、ユニホームを着た途端に非常識の世界に迷い込んでしまうのではないでしょうか。

　当看護部では、職員同士の会話も、「婦長さん」「主任さん」とは言わないことにしています。これは普段からの習慣にしておかないと、患者さんの前でポロッと出てしまうのです。婦長同士・主任同士は固有名詞で呼び合うことにしていましたが、今回の看護職の名称の変更を機会に、看護職同士は全員が固有名詞で呼ぶことにしました。私のことも、全員が「多羅尾さん」と呼んでいます。

　1998年（平成10年）4月からエチケット委員会は「医療ＣＳ委員会」と名称を変更して活動を続けています。

幼児言葉と尻なし言葉の追放

　その後に取り組んだのは、「幼児言葉」と「尻なし言葉」の追放です。

　幼児言葉とは、私たちは患者さんにやさしくしようと思って小さな子供をあやすような言葉を使っていないでしょうか。食事介助のとき、「アーンして」とか、「ゴックンして」なんて言っていないでしょうか。ある人から聞いた話ですが、その人のお母さんが脳梗塞で入院されました。「手足が不自由になり、言葉も失ってしまった母に、看護婦さんが子供をあやすような話しかけをしていた。母が死んだ後もそのことがずっと心に引っ掛かっています。母はいつも情けない顔をしていました」と言って泣いておられるのです。

　私の叔父が脳出血で倒れました。片麻痺と言語障害はありますが精神は正常です。70歳で現役の内科の医師でした。リハビリ目的で名のある病院に入院していましたが、病気が受け入れられず、気は

めいってリハビリも進みません。「悲しいよー。悲しいよー」と言ってベッドにふせりがちです。私がお見舞いに行ったものですから、叔母が促してやっと叔父がベッドに端坐位になり、私と向かい合わせで話をしていました。そこへ若いナースが入ってきました。ナースは患者が端座位で面会人と対応している姿にきっと驚いたのでしょう。「ひゃー！ ○○さん今日はお座りができてるんやね　えらいわね」と顔を覗き込みながら言います。ナースはとても良い表情をしているのですが、叔父も叔母も悲しい顔をしていました。このナースは悪気があったわけではないと思います。褒めたつもり、励ましたつもりなのでしょうが、患者も家族も悲しい顔をしているのです。このナースが出て行ったあとで、私が、「あの看護婦の話し方、患者の立場ではどう思うの？」と聞きますと、叔父は苦笑いをしていましたが、叔母が「子供をあやすようなあの言い方は、この人、気に入らんらしいのよ。ここの看護婦さんはいつもあんな言い方をするのよ。ああいう言い方をされるたびに、悲しいよー、と言って布団に潜り込むの」と言っていました。この病院のナースの間ではきっと、リハ意欲のない問題患者なのでしょうが、私にはその病院の、人の尊厳を無視した看護集団も問題ありと見えました。しかも、その病院では入浴の介助は家族任せだと聞きました。ある家族が「明日は来られないので、看護婦さんがお風呂に入れてやっていただけますか」と言ったのに対して、「うちの看護婦はそういう補助的なことはしません」と言ったとか。私が直接聞いたわけではありませんから、単なるうわさなのかもしれませんが、叔母は家族同士の会話で聞いたその言葉を信じていました。

　患者さんは、身体機能は低下していますが、精神活動まで低下しているのではありません。私たちは、自分が手を差し延べる相手は精神活動も未熟だと思い違いをしているのではないでしょうか？

親しみを込めたつもり、やさしくしているつもりが、非常に失礼であったり、患者さんの自尊心を著しく傷つけていることに気付かなければいけないのです。

尻なし言葉というのは、「そこに座ってー」「ベッドに上がってー」という言葉です。ホテルやデパートでお客様に向かって「そこに座ってー」なんて言っているでしょうか。「お座りください」「ベッドに上がっていただけますか？」と最後まできちんと言うのが常識です。

私は、ときどき歯医者さんを利用するのですが、歯医者さんは、随分前から競争が激しいですから、職員の接遇がとても良いです。「椅子にお上がりください」「椅子を倒しますがよろしいですか」「うがいをしてください」と最後まできちんと言っています。「椅子を倒すよー」「うがいしてー」とは決して言っていません。

こういうことは病院の看護職が一番遅れているように思うのです。そういうことは、結局自分たちで看護職の品格を落としていることになります。私たちは、専門職としての品性ということにも敏感でありたいと思います。

5　緩和ケアへの取り組み

　近代医療が、診断と治療を優先して発展してきたのは事実です。しかし、その医療にも限界があり、どんなに高度な知識と技術をもってしても、人は死を避けて通ることはできません。私たちにとって死の看取りはつらく厳しい試練です。とりわけ癌による死は医療者にとって心の痛い問題です。

ターミナルケア研究会

　当院は、地域の中核病院として急性期高度医療を行っています。その傍らで、癌で亡くなる患者さんが年間120例を超えています。高度先進医療とターミナルケアが共存せざるをえない状況です。診断と治療優先の医療に追随してきた私たちは、手術や検査、治療的処置に多くの時間をとられ、死に逝く患者さんに十分かかわる余裕がないまま突っ走ってきたのが実情です。そんな中で私たちは、癌末期の患者さんが不安と痛みに苦しみながら絶望の底に沈んで亡くなられるのを無念な思いで看取ってきました。

　平成5年、私が看護部長就任当時に、看護職員を対象に行った意識調査で、「あなたはこの病院でどんな看護をしたいですか？」という質問に、「ターミナルの患者さんの悩みに応えられる看護がしたい」「ターミナルの患者さんの精神面での援助がしたい」という回答が数多く寄せられました。それは、とりもなおさず、ターミナル期の看護が十分できていないことに看護師たちが悩んでいたのです。ターミナルケアへの看護師の関心は高まり、院外で開かれているセミナーに自主的に参加する者も出始め、看護部内でターミナル

ケアへの模索が始まろうとしていました。

　一方、医師は治療効果の少ないターミナルケアへの関心は薄く、苦痛の緩和や不安の軽減を積極的に考える人はほとんどいないというのが実態でした。病棟婦長からは、ターミナルケアに対して医師の協力が得られないために、強い不信感を持っている患者さんのことや、疼痛コントロールがうまくいかず痛みに苦しんでいる患者さんのことなどの報告を受けていました。医師と看護師のターミナルケアに対する認識にはかなりの隔たりがあったのです。

　ターミナルケアの根幹ともいうべきインフォームド・コンセントと疼痛コントロールはその鍵を握っているのは医師です。医師は、先進医療や救命医療には非常に熱心で優れた能力を発揮しますが、助けた命の質、命の期限が見えてしまった人の生活の質を高めるという点では配慮に欠けると言わざるを得ません。医師は専門的な知識や技術の習得には余念がありません。それは医療者として最も重要なことであるのは確かですが、医療者同士の連携や、患者さんやその家族への対応の仕方など、コミュニケーション技能を高めなければ信頼される医療にはなりません。ターミナルケアの充実には医師の理解と協力が必須です。私は、院長にこのような実情をありのままに報告し、改善のための相談をしました。医師たちの協力を得るには院長の強い支援が必要でした。

　当時、院長は毎週1回全入院患者さんの回診をしており、私もそれに随行していました。そこで実際にターミナル期の患者さんが置き去りになっている現実に私たちは責任の重さを感じました。

　そういう経緯から平成5年11月に「ターミナルケア研究会」を発足しました。

　研究会のメンバーは、医師については院長自身が面談のうえ任命し、ナースについては平素から自主的にターミナルケアを勉強して

いる者を私が任命するという方法をとりました。研究会は毎月定例会をもち、現在直面している症例について意見交換をしたり、セミナーに参加した者から報告を受けたり、関連図書を抄読して意見を述べあったりして、ターミナルケアへの認識の統一を図りました。看護部では、婦長会や主任会を通じてターミナルケア研究会の内容を伝え、ナース間の啓蒙を始めました。ターミナルケアに関心をもつナースが少なくないとはいうものの、ナース全員が意思統一できているわけではありません。私たちは好むと好まざるとにかかわらず、死の看取りは避けて通れません。ターミナルケアは一部のナースだけが先走りをしてもうまくいきません。なんといっても患者さんのつらい気持ちに一番身近にかかわるのはナースです。交替制勤務の中でケアを継続するためには、ナース全員の認識を高め、行動につなげることが重要課題です。患者さんの尊厳を重んじ、安らかな死への援助は全ナースに求められています。

　ターミナルケア研究会では、当院でのターミナルケアの今後の方向性を探るためにアンケート調査を行いました。紙面の都合上アンケートの内容と結果は省略しますが、医師とナースの認識の違いが顕著に出た項目を紹介します。この項目では、医師には「癌の病名を告知していますか？」と質問し、ナースには「あなたの職場で病名告知がされていますか？」という並列質問をしています。医師は、できるだけ告知をする6.1％、早期癌で治る見込みがあればする24.2％、患者さんや家族の強い希望があればする45.4％で、告知する方向と答えた人が75.2％に対して、同じ病院で働くナースが、病名告知がされている0％、早期癌で治る見込みがあれば告知されている18.2％、家族の強い希望があれば告知されている7.2％で、何らかの形で告知がなされていると答えた者は25.4％でした。これは、医師とナースの間で告知に対する認識が違うことの表れだといえま

す。

　医師は「説明をした」と言い、患者さんは「聞いていない」「聞いたがよくわからない」と言う現実を私たちは数多く体験しています。患者さんは医師から病状説明を聞いても理解しにくく、質問もできず、その不安や不満をナースにぶつけられることがよくあります。医師は検査や手術、外来診療などで忙しく十分な時間がとれないのも事実です。だからなおのこと、患者さんと深くかかわる立場にあるナースとの協力関係が必要なのです。

　私は、医師が患者さんや家族に病状説明をするときにはナースが同席することを勧めています。説明の内容を知ると同時に、その時の患者さんの反応を見て、患者さんがどの程度理解できたか、何が理解できないのかを察知し、患者さんの代弁者として医師に説明の補足を求めたり、医師の代弁者として患者さんにわかりやすい言葉に置き換えて説明したりという、医師と患者さんの橋渡しの役割が欠かせないと思うからです。医師とナースが情報を効果的に共有し、連携を密にし、支援し合わなければ、この重くてつらい問題に向き合うことはできません。

ターミナルケア委員会

　平成6年6月、ターミナルケア研究会は発展的に解消し、「ターミナルケア委員会」として全職員に啓蒙活動を始めました。医療チームのリーダーである医師の理解と協力が欠かせないことから、委員長は医師に担当してもらい、副委員長と事務局は看護部が受け持ちました。委員会の構成メンバーには、医師・ナースの他に、栄養士・事務職・リハビリ・薬剤師が加わりました。私はオブザーバーとして毎回委員会に参加してきました。

　平成6年11月、ターミナルケアに対して病院内でのコンセンサス

を得るために「ターミナルケア院内公開討論会」を行いました。「告知とインフォームド・コンセント」「末期医療」「チーム医療」をテーマに、医師・ナース・患者家族の立場からの討論をしました。私は、フリートーキングの場を利用して「今、癌告知が話題になっています。実際に告知を受けた患者さんがその事実を受け入れて、その人らしく生きられるまでにはどれほどの苦悩があるか想像できますか？　それをだれが支えていくのでしょう。病状について医師から説明を受けても、それを受け入れられずに悩んでおられる患者さんが大勢おられます。精神が錯乱状態になる患者さんもおられます。私たちはその人たちの心が安らぐケアをしたいと思っています。癌末期の患者さんが不安と痛みにおびえて暮らしておられるのを見て見ぬふりはできないのです」と訴え、理解と協力を求めました。

　その後、主治医やナースだけでは対応の難しい症例については、ターミナルケア委員会でケースカンファレンスを行い、対応のしかたをアドバイスするなど、主治医や受け持ちナースを支援する体制がとれるようになりました。しかし、一方で、どの時点でターミナルとするかの議論も起こりました。実際に癌末期と診断されても、「告知をしていないからターミナルではない」という意見が出たり、「告知をしていない症例をターミナルケア委員会で検討するのは行き過ぎ」という意見が出たりして、委員会に事例を持ち込むことを躊躇するという問題が起こりました。

　告知を受けていても受けていなくても、患者さんは癌の痛みと闘い、つらい日々を送らなければならないのです。また、ターミナルと診断されてもされなくても、患者さんの尊厳を守り、苦痛の緩和をはかることは医療者の責任なのです。そういうことから、ターミナルケア委員会は、平成7年4月に「緩和ケア委員会」と名称を変えました。

緩和ケア委員会

　緩和ケア委員会は、職員の啓蒙活動から一歩踏み出し、「一般病棟での緩和ケアの充実」を目的にしています。緩和ケア委員の医師と薬剤師が中心になり、「三木市民病院疼痛コントロールマニュアル」を作成し、疼痛緩和のための研修会を何回も行いました。緩和ケア委員会の主催で院内公開討論会はその後も回を重ねています。緩和ケア専門の医師や心のケアの専門家であるチャプレンを招いて講演会をもったり、緩和ケア専門の病院に研修に行くなどして、緩和ケアへの関心は高まり、医師との協力体制も組めるようになりました。緩和ケアに対するナースの悩みや訴えは少なくなりました。

　しかし、まだ満足できるものではありません。患者さんのやり場のない気持ちに共感するという点ではまだ問題を感じています。医師やナースは、患者さんの訴えに対して医学的な知識と技術で何とか解決したいと思うのです。もちろん専門家としてそれは最低限必要なことですが、一方で患者さんのつらい気持ち、腹立たしい気持ち、不安な気持ちをそのまま受け止め、共感する姿勢が緩和ケアの基本であることを忘れてはならないのです。

　癌末期の患者さんが、不安な気持ちやつらい思いをナースにぶつけられることがあります。どんなに医療を駆使しても、どんなに言葉を尽くしても、患者さんの病状を快方に向かわせることはできないし、患者さんのつらい気持ちを消し去ることはできないのです。医療の無力さを思い知らされるときです。そんなとき、医療者の無責任な励ましやなぐさめで、患者さんの口をつぐませてしまっていないでしょうか。「だれにもわかってもらえない」と孤独に陥れていないでしょうか。

　私たちはややもすると、患者さんを励まそうとか適切なアドバイ

スをしなければならないと気負ってしまうことが多いのですが、ただ黙って患者さんの言葉に耳を傾け、その気持ちを受け止めることで、患者さんの心が癒やされることもあるのです。カウンセリングや共感的理解については、自己研鑽の場が増えていますが、知識を得ただけではケアにつながりません。病名が確定し、痛みの原因をつきとめただけで患者さんの痛みが軽減するわけではないのです。疼痛コントロールができたことで患者さんの不安が消えるわけではないのです。患者さんの気持ちに近づき、共感できるだけの感性と対応の仕方を、真摯に研鑽したいものです。

院外の看護職からの学び

平成12年、兵庫県立看護大学の内布敦子教授のグループが取り組んでおられる「症状マネジメント」の研究にフィールドとして参加する機会を得ました。大学で癌看護を教えている教師から直接患者さんへのかかわりの視点を学ばせていただきました。その後も内布教授には、緩和ケア委員会にも参加していただき、会の進め方や事例検討の仕方のアドバイスをいただきました。また同じく兵庫県立看護大学大学院で癌看護専攻している院生の隣地実習を受け入れました。昨年は大阪府立看護大学で癌看護専門看護師を目指して勉強中の院生が実習に来ています。このように、院外で癌看護を専門的に学んでいる看護職が真摯に患者さんにかかわる姿を間近に見せていただいたことは、当院看護師たちの学びのチャンスとなり、緩和ケアを推進するうえで大きな力になりました。

家族への支援

緩和ケアを行ううえでもう一つ欠かせないことは家族への支援です。「自分の最期をどこで過ごしたいですか？」の質問に「自宅」

と答える人が圧倒的に多いにもかかわらず、自宅で死を迎える人は少ないのが現実です。当院においても、当初は、強い痛みや不安を訴える患者さんが多く退院できる状況ではありませんでした。たまに本人や家族から在宅医療の希望があっても、医師が退院を許可しないということもありました。最近では、痛みのコントロールができ病状が安定した段階で、いったんは自宅へ帰る人が増えてきました。在宅中は必要に応じ当院の地域医療室から訪問看護を行い、患者さんや家族を支援しています。住み慣れた自宅で家族と共に自由で安らかな時間を過ごした後に、最後は家族の希望で病院で看取るケースが増えています。退院までいかなくても外泊の回数を増やし、外泊中に訪問看護で患者さんや家族を支援できるようになりました。自宅に帰られた患者さんは、表情がやわらかくなり、周囲の人に感謝をする余裕ができるようです。自宅で看取りをされた家族も「いい見送りができました」と納得されます。しかしこういう事例はまだ少数で、多くの人が住環境の整わない病院で最期の時を過ごされます。患者さんが家族に遠慮されたり、家族が自宅で看取ることに不安があったりするからです。

　私は、高齢者大学や一般市民を対象の研修会で「家族が癌になったとき」というタイトルで講演をさせてもらっています。今後はこのような機会をさらに増やして、家族へのサポートの手を広げ、一般の人の理解の下に在宅での看取りを推進したいと考えています。

　当院には、癌看護の専門看護師はまだいません。近い将来採用できる見込みです。癌看護をテーマにキャリア開発に取り組んでいるナースが数名おり、その人たちがチームを組んで、化学療法や痛みのコントロールについて、院内で実践講座を開くまでになっています。

　当初は、緩和ケア専門の病棟を作ることが本当に個々の患者さん

のニーズに合っているかという点で疑問を感じていました。財政上の問題や地域性を考慮し、一般病棟で一般の患者さんと同じようにかかわりながら、緩和ケアの充実を図るほうが、市民のニーズに合っているのかなという考えでやってきましたが、今回の医療法改正で、病院の機能分けが進んでいます。急性期医療はますます高度化し、病院の経営悪化、在院日数の短縮等で看護業務は一層の煩雑さを余儀なくされます。一般病院で、癌末期の患者さんのニーズに合ったケアが提供できる環境は確保できそうにありません。今、看護部が主体的に、緩和ケア病棟立ち上げに向けて交渉をするための準備を始めたところです。

6 家族が癌になったとき

　当院では、一般市民を対象に「癌」をテーマに公開講座を開きました。私はその中で、「家族が癌になったとき」というタイトルで講座を受け持ちました。その他にもいくつかの市民グループに、同じテーマで講演をする機会をいただいています。それらの内容を要約して紹介します。

　日本人の死亡原因の第1位が癌であることは周知のとおりです。今では癌告知がかなり進んでいますが、病名を告知すればそれでよいというものではありません。あるアンケートで、「あなたが癌になったときは本当のことを知りたいですか？」という質問には、約88％の人が「知りたい」と答えています。一方、「家族が癌になったとき本当のことを知らせますか？」という質問には48％の人が「知らせない」と答えています。なぜ自分は知りたいけれども、家族には知らせないということになるのでしょうか。

私の癌体験

　実は、私は10年余り前に乳癌の手術を受けました。乳房温存術が話題にはなっていましたが、主治医が「バッサリ切ってしまったほうがいいだろう」と言うので、定型的乳房切断術を受けました。手術をした後の1年ほどは、右胸を鉄の鎖で縛られているようなつらさでした。主治医からは、筋肉が萎縮しようとするので、1年ぐらいはその状態が続くだろうと言われていました。1年ほど過ぎると少しは楽になりましたが、それでも右胸を荒縄で縛られている状態

でした。その後は木綿の縄で縛られている感じです。現在も右胸はいつも圧迫感があります。懸命にリハビリをしましたから、生活には支障はありませんが、温泉に行くことができなくなりました。私自身は人目にさらしてもいいという気にはなっていますが、一般の人はきっとショックを受けられるだろうと思うので、人の前では裸になれません。

　医師から「癌です」と言われたときは大変ショックでした。目の前真っ暗、頭の中は真っ白という状態です。実は、私の姉が乳がんで39歳で亡くなりました。でも私はまだ死ぬのはイヤだと思いました。手術が怖いとは思いませんでした。若いころに手術室経験がありますから手術の進行過程は知っています。ただ、麻酔の覚めかけに患者さんは痛くて手や足を動かしているのじゃないか、抜管のときは苦しいのじゃないかと気になっていました。しかし体験してみてまったく心配がないことがわかりました。

　5年間は抗がん剤を飲みましたが、幸い大した副作用もなく、10年過ぎた今もこうして元気に働かせてもらっていることをとてもありがたいと思っています。神様から「もう少し人さまのお役に立ちなさい」と言われているような気がしています。

　癌という体験をしたことで、人生観が変わりました。右の乳房はなくなりましたが、神様からもっと大切なことを教えられたような気がします。お金よりも何よりも、私が死んだ後に残るものを大切にしたいと思うようになりました。人は死んだら骨になるといいますが、あの高熱の釜で焼いた骨はたたいたら砕けてしまいます。形のあるものはすべて灰になります。私たちが一生を終えた後に残る物は、私たちが集めた物ではなく、私たちが与えた物です。あの高熱の釜でも焼けないものは、その人の生き方、その人が歩いてきた人生です。その人の人柄や性格など、形のないものだけが人の心に

残るのです。私は、後に残る人たちに、できれば「良い人だったね」と言ってもらえるような人生にしたいと思っています。そしてできれば「私の看護への想い」を引き継いでくれる後輩が1人でも多くいてくれたらうれしいと思っています。

ですから、私は、三木市民病院のナースたちには、かなり厳しいスタッフ教育をしてきました。人の痛みがわかるナース、良い看護婦さんだったと言ってもらえるナースを育てたいと思ってやってきました。

死に逝く人と家族の心のケア

鹿児島県に長倉伯博というチャプレンがおられます。浄土真宗西本願寺派善福寺の住職で、西本願寺ビハーラの活動（死んだ人ばかりではなく生きている人の心のケアをする活動）として、癌で命の期限が見えてしまった人とその家族のために、ボランティアで心のケアをしておられます。一昨年、長倉先生をお招きして「死に逝く人と家族の心のケア」という講演をしていただきました。

50歳の男性の話です。大腸癌で16年間に10回も手術をして家で闘病しておられます。心も体もボロボロです。とうとうある日、長倉先生に向かって「頼むから殺してくれ」と絞るような声で言いました。先生は「そうか。殺してほしいほどつらいんやなあ」と言いました。すると男性は「今自分がつらいから殺してくれと言っているのではない。オレが1日でも早く死んだら家族が楽になる。オレがこれ以上生きたらみんなが困るんや。オレは稼ぎがないから妻がパートに出ている。息子も仕事が終わったらまた別のところでアルバイトをしている。みんなが生きるのに必死になっている。仕事から帰って疲れた体でオレの世話もせんならん。オレが死んだらみんなが楽になるんや」と天井を見つめながら言いました。

この人がもうあまり長くないということがわかっていましたから「あんたが死んでしまいたいという気持ちはよくわかった。けど、そのあんたの気持ちを家族に話さんでもええのか？　あんたの気持ちを家族に話してお別れをしたらどうや？　あんたがそのまま死んでしまったら、あんたの気持ちはだれも知らずにすんでしまうよ」と言うと、しばらく考えてから「そのほうがええかなあ」ということになりました。翌日、長倉先生の立ち会いで彼は妻と息子に自分の気持ちを話しました。

　息子は「僕は家に帰ってきたとき、どんなに遅くても玄関で大きな声で「ただいま！」と叫ぶやろ。あれは父ちゃんに聞こえるように言うとんや。父ちゃんからの返事は聞こえんけど、父ちゃんが奥で寝ているから叫ぶんや。父ちゃんは返事せんでええ。今のままでええ。生きとってくれたら、僕は毎日大きな声で叫べる。父ちゃんがおらんようになったら大きい声出されへん。大きい声出しても父ちゃんがおらんかったら、僕さみしいやんか！」と泣きながら言ったそうです。妻も「私はパートに行っても、あんたがいるから早く帰ろと思える。あんたが生きていてくれたほうが私はええんや」と泣きました。彼は「オレ生きとってもええんか？　ありがとう。オレは幸せやった」。その数日後に、彼は静かに息を引き取られたそうです。

　長倉先生は、「殺してくれとか、死なせてくれ」という言葉には必ず裏があると言っておられます。「死んでしまいたい」「生きていてもしようがない」と言うのは、もっと生きたい証拠じゃないか？「死んでしまいたいほど痛い」とか、「厄介者にされるぐらいなら死んだほうがまし」とか、その言葉の裏に潜むものが必ずあると言っておられます。そして、こんなとき、「そんなこと言わずに頑張ろう」とは絶対言ってはいけないのです。頑張りすぎるほど頑張って

いる人に、もっと頑張れというのは酷な話です。

山びこ対応で開かれる会話

　私たちは、患者さんからいろんな話を聞いたとき、ついつい何か力になってあげたいとか、よいアドバイスをしてあげたいと思ってしまいますが、そう簡単に明快なアドバイスなんてできるわけがありません。まずはその人の言葉を信じることです。痛いと言えばその痛さを信じる、怖いと言えばその怖さを信じる。そして山びこ対応で開かれる会話をするのがいいのです。

　山びこ対応とは、「つらい」と言えば「つらいんやね」、「痛い」と言えば「痛いんやね」、「死にたい」と言えば「死にたいと思っているの？」と、山びこのようにその人の言葉を繰り返すのです。そして、「何が一番つらいの？　死にたいと思うほどつらいんか？」と少しだけ言葉を足して言うことで、会話を広げるきっかけになります。この人は自分のつらさをわかろうとしてくれている、と思うことが希望につながります。

　反対に、「心配しないほうがいいよ」とか、「弱音吐いたらあかん」と言うと、弱音を吐けなくなります。自分の気持ちはだれもわかってくれないと思って心を閉ざします。こういうのを閉鎖的な会話といいます。開かれる会話ができるようにすることです。相手が言った言葉を重ねるだけでいいのです。飛躍したり発展させる必要はないのです。相手の言葉を重ねることで相手の立場に近付くことができます。そういうやさしさが欲しいのです。だれかに自分の気持ちをわかってほしいのです。つらいという気持ち、痛いという気持ちをわかってほしいのです。怒りでも悲しみでもいいから、感情を全部吐きだすことに意味があるのです。相手が感情を出しやすいように、心を開いて聴く、耳を傾けて聴くことがその人を支えることに

なります。そうすることで、楽しかったこと、幸せだったときのことを思い出す余裕ができます。余裕ができたら楽しかった思い出にも付き合ってあげてほしいのです。さらに楽しい思い出づくりができるかもしれません。

このように、感情も全部吐き出せば後は新しい感情がわいてくるものです。新しい感情には新しい価値観が芽生えます。つらい気持ちも全部吐き出してこそ新しい価値観で次の第一歩が踏み出せるのです。それをカタルシス（浄化）といいます。

心の中に抑圧されたものを浄化するために、つらいこと、悲しいことを吐き出す必要があるのです。人間はどうにもならないことを言いたいものです。「何の因果でこんな病気になったのか」とか、「もっと早く診察を受けていればよかったのに……」などと言うのが人間なのです。人の悩みは99％がカタルシスで解決するといわれています。人は自分でしゃべりながら解決の道を考えるのです。

人は感情を浄化する能力がある

私たちはカウンセリングということを知識としては知っています。カウンセリングとは、精神的・肉体的な悩みを聞き、解決へ導く助言活動のことです。カウンセラーは相手の言うことをひたすら聞きます。心にあるものを吐き出させます。決して「こうしたほうがいい」とか「その考えは間違っている」とは言いません。カウンセリングを受ける人は、自分の感情を語りながら、自分で感情の整理ができるものです。

神様は人間にそういう素晴らしい力を持たせてこの世に送り出してくださったのです。人は、自分のつらさや悲しさを全部吐き出してしまえば、次にどうすればいいのかを考える力がわいてくるものです。自分の感情を表に出してしまえば、新しい価値が見えてくる

ものです。

姉の死

　私の姉は乳癌が元で３人の子供を残して亡くなりました。もう二十数年前のことですから、「癌告知」が今ほど進んでいないときではありましたが、私は姉に本当の病名を言うことができませんでした。私自身が子育ての真っ最中で、私自身に、時間的にも経済的にもゆとりがないときでした。私は姉にむなしいうそを言い続けました。

　休みの日や夜勤のときなど、時間を見つけては姉の家に行くのですが、日に日に弱っていく姉の姿を見るのがつらかったし、姉のそばに行くと涙が出そうで、私のうそがばれそうで、姉から離れたところで台所を片付けたり、掃除機をかけたり、買い物に行ったり、子供たちのご飯を作ったりして、自分の体を動かすことしかできませんでした。

　もちろん、食べ盛りの３人の子供がいましたから、私がご飯を作ったり家を片付けたりするのは、それはそれで姉を助けたことにはなりましたが、「私は癌とちがうの？」と言われるのが怖かったのです。「私はもう助からんのやろ？」と言われたら、どんな返事をすればいいのかわからなかったのです。私は二十数年たった今でも、このときのことが悔やまれてなりません。

　もう一度、姉に戻ってきてほしいです。そして、「姉ちゃん、実はあんたは癌なんよ」と本当のことを話して、思いっきり一緒に泣いてあげたいです。病気を治すことはできないけれども、「なんで私が癌にならんとあかんの！」という怒りにも付き合ってあげたいです。今なら、死にたくない気持ち、悔しい気持ちにも付き合って、頃合いを見計らって子供とのお別れの場面も作ることができると思

うのです。

死の準備教育

あなたはどんな死に方をしたいですか、という質問をしたときに、多くの人がポックリ死にたいと答えます。ポックリ寺が人気があるそうです。ずっと以前にNHKで、死の準備教育という番組がありました。死の準備教育は生きることの準備教育でもあるという話でした。命あるあいだを濃厚に生きることです。日本人の文化の中に「人の死は縁起が悪い」として避けて通る風習がありました。避けているあいだは解決はありません。人は必ず死ぬということを納得すれば、今まで生きた中での楽しかったこと、良かったこと、素晴らしかったことが見えてくるということでした。「人は必ず死ぬ」ということを頭の隅に置いておく。そして、生きている間に、人と和解しておく、人に感謝しておくことが、死ぬ準備だそうです。

今は医療技術が進歩しましたから、少々の病気や怪我では人は死ななくなりました。癌が怖いのは、早期発見でなければ、確実に進行して、確実に死ぬからです。しかし、死ぬのは癌になった人だけではありません。どんなに善人もどんなに悪人も、命の長い短いはありますが、人はいつか必ず死にます。あのマザーテレサも、昭和天皇も、ダイアナさんも亡くなりました。私たちは、毎日死に向かって歩いているのです。

看護婦のMさんの死

私の40年余りの看護師生活の中でも数えきれないほどの人と今生の別れをしてきました。三木市民病院でも一緒に仕事をした医師や看護師も癌でなくなっています。そのうちの一人は2年前に亡くなった看護師のMさんです。Mさんは癌であることを最初から知って

いました。まだ54歳でした。とても明るくて楽しい人でした。

　この人は最後まで自分の家にいて、住み慣れた自分の家で家族に見守られて息を引き取りました。本人が「延命治療はしないでほしい」という強い意志があったのと、家族が最後まで家で世話をしたいと思っておられたので、昼間は当院から訪問看護をして、夜は親しい友人がボランティアで家族を支えました。

　ボランティアでお世話をしたナースは、「家族が本当によくされました。病院ではあれだけのことはできません」と言っています。病院では、看護師がその人だけに付きっきりというわけにはいきません。他の患者さんに手を取られている間に、気がついたら息が止まっていたということがあってはいけないと思いますから、痰がからんでいれば無理に吸引で取ろうとします。脱水や栄養不足を補うために、点滴や経管栄養をします。そうすることで確かに何日かは命が延びるかもしれません。

　しかし、それが本当に死に逝く人や家族の幸せなのかどうかは疑問です。私たちは今までに何人もの人の死に目に会いましたが、いつもこれで良かったのだろうかと重い心を引きずってしまいます。このたびのMさんだけは「これで良かったんだ」と納得できました。もちろんMさん自身はもっと生きたかったでしょうし、家族も生きていてほしかっただろうと思います。けれども、どんなにしても助からない命なら、つらい検査や点滴でつながれる病院での生活より、思い出の詰まった自分の家で家族に見守られて安らかに死ねたら、本人も納得できるし、家族も納得できるのではないでしょうか。

医者の死

　5年ほど前に当院の耳鼻科の医師が癌でなくなりました。この人は告知を受けた後、私の所に来て「命の期限が見えてしまいました」

と唇をかみ締めました。この医師は、ご自身が幼少のころお母さんが癌で亡くなられたそうです。「自分が体験したことの中で、一番つらいことを子供に体験させることになってしまった」と言っておられましたが、最後には子供にもきちんと話をして、「どんなにつらいときでもお父さんが天国から見守っているということを忘れるな」と言われたそうです。その子供は、これから成長する過程で幾度となくつらいことにも出会うと思いますが、「お父さんが天国で見守っている」という最後の言葉がどれほど支えになるでしょうか？

死に逝く人たちと共にいて

マリード・エヌゼルという人が『死に逝く人たちと共にいて』という本（白水社、西岡美登利訳）を書いています。その中に、「死ぬことは、普通世間でいわれているような不条理なことではないのです」というくだりがあります。マリード・エヌゼルは、「人は、死を迎えるまでの最後の時間がその人を完成させ、周囲の人たちがパワーを受けて変化するときなのです。もはや何もできなくなったときでも、人はなお愛することができるし、愛されていると感じることができるのです。愛する人が人生の終末を迎えるときが、その人との絆が最も深まる機会でもあるのです。どれほど多くの人がこの機会を逃してしまっていることでしょう。本来ならば、一番大切な人と一番大切な話をし、愛を語り、感謝をし、謝罪の言葉を交わし、人の死という比類なきひとときを乗り越えるために、あらゆる知恵とユーモアと愛情を共有して、お互いの絆を深める時期なのです。人はいつかは死ぬということを意識し、いっそう人生の価値を重んじるときなのです」と書いています。ポックリ死んでしまったら、人生の一番大切な時期を抜かしてしまうことになります。

このように考えますと、家族が癌になったとき、本当のことを言って、その人の人生の完成に付き合うのか、本当のことを言わないでやり過ごすのかがとても大きな課題です。その人の人生にとって一番大事なことを、本人の思いを無視して他人が決めてしまってもいいのだろうかという疑問に突き当たります。

自分のこととして考える

自分が癌になったときは知らせてほしいのに、なぜ家族の場合は「知らせない」ということになるのでしょうか。それは、相手がどう反応するかわからないという不安、可哀想で言えない、支える自信がないというようなことになるかと思います。自分の場合は自分で引き受けるしかないわけですから、「そのときはそのときのこと。じたばたしてもしようがない」ということになるのでしょうか。

家族というのはしょせん他人です。血を分けた親子といえども、考え方や価値観が違いますから、人の気持ちをうかがい知ることは非常に難しいです。まずは自分のこととして考えるしかないのじゃないかと思います。自分がなぜ知らせてほしいのか、知ってどうしたいと思うのかを考えてみるのが、他人の気持ちを知る一つの方法ではないかと思います。

人はなぜ自分が癌になったら本当のことを教えてほしいと思うのでしょうか。私の場合で考えてみますと、体の自由がきく間にまず身辺整理をしたいです。アルバムの整理や洋服の整理、本類の整理をしたいし、どこに貯金通帳があって、生命保険の証書はどこにあるのかも言っておかないと後に残った者が困ると思うのです。会ってお礼を言いたい人もたくさんいます。私が死んだことを知らせてほしい人もいますから、アドレス帳も書き直したいです。

もし、手術なり何なりで癌の発育を抑えることができるなら、多

少きつい治療でも治ることを信じて受けたいとも思います。しかし、絶対に3カ月しか命がないとわかれば、そんなことしている暇はありません。それより体力がある間に身辺整理をしたいです。延命治療はしてほしくありません。寿命が来たら静かに天国に行きたいです。そのときにお気に入りのアルバムを1冊持っていきたいです。そして、先に天国に行っている姉と妹に会いたいです。私がこのように死ぬ準備をしたいということは、家族にも死ぬ準備をさせてあげるのが家族としての務めかな、という気がします。

妹の死

実は、私は、この1月に妹を亡くしました。まだ58歳でした。妹は、初めての子供がお腹にいるときにうつ病になりました。子供は未熟児で生まれてすぐに死にました。産後もうつ病が治らず、精神科病院に入退院を繰り返すようになりました。自殺未遂を何回もしています。ここ20年ほど、私は妹に振り回されました。

妹は京都に住んでいましたから、事を起こすたびに、私は仕事を休んで京都に飛んで行くということが何回もありました。それでも、ここ5年ほどは精神状態が落ち着いて自宅療養をしていました。保健師さんとヘルパーさんのお世話になりながら1人で暮らしていました。私は休みを利用して1カ月に2回は京都に行って、妹を外に連れ出し、一緒に食事をするというのが何年も続いていました。京都に行こうと思えば車で往復4時間、一緒に食事をして話をアレコレ聞くのが2時間、私の1日がほぼ潰れますから私にとっては大きな負担でした。ですからいつも良い顔ばかりはできませんでした。

その妹が、突然、死んでしまったのです。今回は、自殺ではなく突然死です。今までにさんざん迷惑をかけられた妹ですが、死んでしまうとやはりとてもつらいです。どうしてもっと優しくしてやら

なかったのか、どうしてもっといい顔をしてあげられなかったのか、どうしてもっと心を開かせてあげられなかったのかと、悔やまれてならないのです。ポックリ死ぬということは、後に残された者の心は決して癒されません。

天国での再会を約束する

　神戸の六甲病院に沼野さんというチャプレンがいます。沼野さんの話の中で心に残っていることがあります。ある女性が「とうとうお迎えが来そうよ」と静かに言いました。沼野さんが「そう、お迎えが来そうなの？」と言うと、「沼野さん、一足先に行くわね。今までありがとう」と言います。「そう、一足先に行くの。じゃあ、先に行って待っててね。天国できっとまた会えるよ」「本当に天国で会える？」「うん、きっと会えるよ」「でも沼野さん、天国のどこで待ってたらいいのかしら？」「そうね、メインゲートの下で待っててくれる？　私きっと探すから」「わかった。メインゲートの下で待ってるわ。きっとよ」「うん。きっとね」と言って、細い指に指切りをしました。

　チャプレンさんたちが言われるのには、命がいくばくもないとわかれば、人はいろいろなことを考える。このまま死んでいくには思い残すことがいっぱいあって心が乱れる。家族に迷惑をかけたくないと思う人もいるだろうし、厄介者にはなりたくないと思う人もいるだろう。そんな人には「あなたが生きていることは、それだけで意味があることだよ」と言ってあげればいいのじゃないか。そして、最後まで希望を持ち続けることが心の安定につながるのじゃないか。命の期限が見えてしまった人に希望を持てとはどういうこと、と思う人があるかもしれないけれど、「死んでしまったとしても、またあちらの世界で会える」というのが希望につながる。「あなた

死ぬ人。私残る人」ではあまりにもせつない。「一緒には行けないけれど、私も必ず行くから待っててね」と言ってはどうだろうということでした。

ありがとうと言って別れたい

　癌になって人生の先が見えたとしても、残りの月日を精一杯生きる、つまり、質の高い人生を送ればそれなりに納得できるように思います。癌の患者さんに、せめて命の質を大切にして安らかに最後を過ごしてもらいたいと思うのは、家族の願いではないでしょうか。今、その人生を終わろうとしている人に、特別のことでなくても、慣れ親しんだ家族や環境がもっとも安らぎを与えてくれるのではないでしょうか。

　命がいくばくもない人が望むことは、ごくありふれた日常のことのようです。道を歩いてみたいとか、台所に立ってみたいとか、畳の上で寝そべってみたいというようなことです。

　昨年ですが、永六輔さんの講演を聞く機会がありました。かけがえのない家族が亡くなったとき、後に残されたものが、「これでよかった」と心に満足を感じるような見送りをしたいということでした。身近な家族を亡くすことはつらいことだけれども、その人の人生に付き合って、楽しい思い出を語り合い、一緒に涙も流し、その人と限りある時間を共に過ごしたという実感があれば、そして、死に行く人が周囲に「ありがとう」と言って死ねたら、あとに残されたものが癒やされる。

　いつかは別れの時が来るのだから、お互いに「ありがとう」と言って別れたい。死に逝く人も残された者も、「あなたとこの世で時間を共に生きたことが幸せだった」と言える別れをしませんか、と言われました。そのためには、自分がその人とどれだけ心を通わせ、

どれだけ心を尽くし、どれだけその人の心を癒やすことができたかということではないかと思います。
　人の心を癒やすというのは、特別のことをすることではないのです。相手の心を開かせ、相手の心に寄り添ってみることではないかと思うのです。そして、その人とのかかわりの中で、自分の心がホッとしたり、自分の心が癒やされたときに、初めて相手の心を癒やすことができるものです。

　私は、姉にも妹にも、そのかかわりの中で心が癒やされたという実感がないのです。だから、後悔ばかりが残って、いつまでたってもつらいのです。このときのことを思い出せば今でも涙が出るのです。お互いに「ありがとう」と言って別れるのは、とても難しいことですが、生きている間に、その人の心に寄り添えるかかわりがしたいものです。

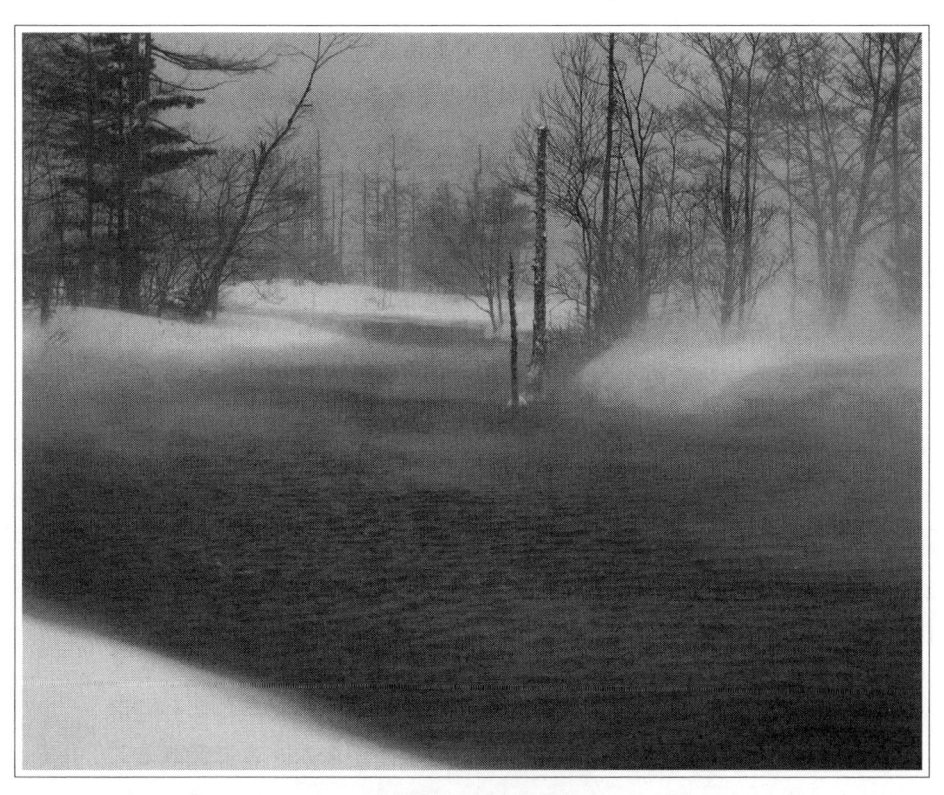

風雪駆ける（上高地）

7 患者さんを生活者として支援する

　医療の現場は、病棟も外来も、介護を必要とする高齢者が増え続けています。多くの一般病院がそうであるように、キュア中心の急性期の患者さんと、ケア中心の慢性期の患者さんが混在しています。急性期の患者さんの治療や処置に多くの時間をとられ、病状が安定した慢性期の患者さんに、退院後の生活を視野に入れた自立支援ができていないのが実情でした。医師から退院許可がでれば、患者さんや家族が納得されなくても、無理に退院していただくということがしばしばありました。要するに「退院さえしてもらえばいい、あとのことは病院の責任ではありません」という風潮でした。私が病棟婦長をしていたときも、いかに家族を説得して病院を出ていただくかを課題にした時期がありました。患者さんや家族から「病院が患者を追い出す」という苦情が出るようになりました。

病棟と外来の看護の継続

　病棟ナースは、入院中の患者さんのケアには濃厚にかかわりますが、どんなに気になる患者さんも退院になればそれでおしまいになるのです。一方、外来ナースも、診察や検査がスムースに流れることに重点を置き、患者さんの個別性に対応したかかわりはできていませんでした。通院中の患者さんが病状悪化で入院になれば、それで外来ナースとの縁がプツンと切れるのです。同じ病院でありながら、病棟と外来の間で看護が継続されていないのです。

　そこで、平成6年4月、1人の主任看護師を継続看護専任ナースとして看護部長室付にしました。病棟にも外来にも所属せず、フリ

ーな立場で継続看護のあり方を見いだしてもらうのがねらいです。しかし、この時代、他施設においてはモデル的な継続看護を追求している施設もあったかもしれませんが、その情報を得るすべも知らず、私は彼女に具体的行動の指標を示すことはできませんでした。継続看護専任を言い渡された彼女も、当初は自分の役割が理解できず、何から手をつければいいのか随分悩んだようですが、そのうち私のねらいとするところを感情レベルでくみ取り、自主的に病棟と外来の間を行き来するようになりました。病棟ナースや主治医とコンタクトをとり、情報を集め、独自のやり方で継続看護の必要な患者さんへのかかわりを始めました。外来で問題があった患者さんが入院になればその病室を訪問し、患者さんの思いが病棟ナースに届いているかを確認したり、長期入院患者さんが退院になればその人の外来受診日に面談し、困っておられることの相談にのったりして、入院と外来のパイプ役として働きました。

　病院職員を含め、地域全体が継続看護・在宅医療に対してまだ意識が薄い中で、彼女は一人で入院と在宅の橋渡しをするために地道な苦労を重ねました。医療の現場はまだまだセクト意識が強く、継続看護専任ナースの活動への理解が得られず、有効に機能するのには時間がかかりました。患者さんから相談を受けて病棟に情報を取りに行っても、婦長でさえ「何しに来たの？　あなたは部外者でしょう？」という雰囲気があり、なかなか協力が得られないという状況でした。彼女は、それにも屈せず、持ち前の粘り強さと前向きな姿勢で、廊下に机を置いて看護相談の場を設定したり、個別に介護技術の指導をしたり、訪問看護の体制を整えたり、地域の医療機関との連携の窓口になったりしながら、自らの実践を通して、継続看護と地域医療の必要性を院内外にアピールできるまでになりました。

当時は、社会的入院の患者さんに一定のベッドを占められ、救急の受け入れも困難な状況が続いていました。当院が急性期医療を行う病院として機能するためには、救急患者さんを受け入れるためのベッドを確保しなければなりません。限られたベッドを有効に利用するためには、より良い在宅医療を推進する必要がありました。

病診連携のために地域医療室の設置

　平成7年6月、地域の診療所との連携をとるために、院内に地域医療室が設置されました。室長は内科医師が兼務で受け持ちましたが、継続看護専任の主任を地域医療室婦長に昇格し、スタッフを1人配置し、病診連携による在宅医療に向けて活動を開始しました。しかし、長期入院の患者さんや家族は、設備の整った当院での入院療養を強く希望され、在宅医療は思ったようには進みませんでした。患者さんの多くが、いったん退院すると病院との縁が切れてしまうのではないか、病状が悪化したときにすぐに入院させてもらえないのではないかとの不安が強いのです。

　病状が安定している間は在宅で適切な医療が受けられ、入院が必要になればいつでも入院できるように病院と診療所が連携をとり、市民にそのことを理解してもらい、安心して在宅医療に移行できる体制が必要でした。そのために、地域医療室が窓口となり、当院の医師と地域の診療所の医師が合同で在宅医療のための学習会を始めました。定期的に連絡会をもつようになり、形の上では病診連携の体制が整いました。特に不安の強い患者さんが退院される時は、地域医療室ナースと診療所の医師が共同で患者さん宅を訪問し、病院と診療所が双方から支援する体制もとれるようになりました。

患者さんを生活者として支援する

　しかし、それで問題が解決したわけではありません。医師やナースが病状を中心に見て退院しても大丈夫と判断しても、患者さん側は退院後の生活や介護の問題で大丈夫ではないのです。退院後に患者さんや介護者をだれがどう支援するかということが問題なのです。医療者側に、患者さんを生活者として支援するための配慮、介護者の負担を軽減するための配慮が足りないのです。病院と診療所の連携だけでは患者さんは家に帰れないのです。

　病院では三交代をしながら多くのナースが入れ替わり立ち代わり濃厚なケアをしています。退院後にそれと同じケアを家族に求めるのは無理なことです。入院の時点から計画的に、患者さんや家族の負担を軽減できるような看護を実践しなければなりません。そして、退院後に、在宅介護支援システムやその他の社会資源を上手に利用できるように、病院のナースが主体的に連携をとらなければなりません。社会のニーズに対して医療者側が一歩出遅れた感がありました。そこで、「継続看護・介護の充実」のために、平成9年2月に継続看護委員会を発足しました。介護保険が始まったのはその3年後です（継続看護委員会規程は図表3のとおりです）。

継続看護委員会発足

　継続看護委員会は、退院されたあとも安定した生活を送っていただくために、入院中の看護のあり方、退院時の連携の取り方を検討しました。平成12年度から始まる介護保険制度を見据え、社会全体で介護が必要な高齢者を支援するという認識に立ち、社会資源の種類や活用方法を知り、よりよい退院に向けてマネジメントするのは病院ナースの責任の範囲です。そのために、老人保健施設や在宅介

図表3　継続看護委員会規程

　（設　置）
第1条　本会は地域医療の充実、継続看護の円滑な推進を図るために継続看護委員会を設置する。
　（組　織）
第2条　委員会は看護部で組織する。
2　委員長、副委員長及び委員は、看護部長が任命する。
3　委員会は委員長1名、副委員長1名及び委員若干名をもって構成する。
4　委員長は必要と認めたときは、委員以外の者の出席を求め、その意見を聞くことができる。
　（会　議）
第3条　委員会は、委員長が運営ならびに会議を総括する。
2　委員会は、毎月1回以上開催する。ただし特別の事情があるときは、これを変更することができる。
3　副委員長は委員長を補佐し、委員長に事故などがあった時はその職務を代行する。
　（付議事項）
第4条　本会は目的達成のために次の事項について協議する。
（1）継続看護（介護）の充実に関すること。
（2）記録様式に関すること。
（3）記録内容に関すること。
（4）その他継続看護に関し必要と認められること。
　（庶　務）
第5条　委員会の庶務は地域医療室が行う。
2　委員会の議事の内容は看護部長に報告するとともに、会議録に記載し看護部長室に保管する。
　附　則
　本規程は、平成9年2月6日から施行する。

護支援センターと情報交換をしたり、福祉サービスを学んだりしてきました。また、症例を持ち寄って継続看護についての事例検討を行うなどして、入院と在宅への連携はスムーズにいくようになりました。

　しかし、入院中の看護のあり方にはまだ問題があります。過日、寝たきりの高齢者が退院されました。病状は安定し、家族の理解も得られ退院になったのですが、介護支援を検討する過程で、この人が入院される前は１人でお風呂にも入れていたし、お便所にも行けていたことがわかりました。肺炎がこじれて、生死の間をさまよい、ＭＲＳＡによる長期間の隔離の末、「寝たきり」というより「寝かせきり」になってしまったのです。

　私たちは、救命、診療の補助、死に逝く人へのケアなど、医療的関わりに追われ、特に訴えもなく静かに寝ておられる患者さんには静かに寝てもらっているのが現実でした。もちろん静かに寝てもらうために、清潔・排泄・食事の世話、褥創予防など、かなりの労力を使っていますが、寝たきり予防までには手が回っていなかったのです。

　看護師なら、高齢者がベッド上で何日も寝ておられると歩けなくなることは知っています。関節が硬縮することも筋力が低下することも知っています。関節は１日１回、可動域いっぱい動かすことで硬縮は予防できます。１日１回ベッドにつかまって足踏みをすることで寝たきりは予防できます。毎日20分も30分もかけてリハビリをするのは、体力の衰えている高齢者には無理ですし、看護師にだって時間の余裕はありません。

　筑波大学医学部教授の紙屋克子先生は、「おしめを換えるときに股関節を１回ぐるりと回す。寝衣交換のときに肩関節を１回ぐるりと回す。特別のことではなく日常の援助の中で硬縮を予防する」と

7　患者さんを生活者として支援する

いうことを提唱されています。そして、「知っているのに使わない知識、持っているのに使わない技術、それで看護婦といえますか？」とも言っておられます。

患者さんを生活者として支援するという配慮があれば、看護師の知恵と工夫で寝たきりは予防できるのです。寝たきりになった患者さんの生活の質と、その家族の負担を考えるとき、責任の重さを感じずにはいられません。

地域への貢献は看護部理念の一つ

平成13年、看護部理念の一つに「地域との連携を密にし、看護活動をとおして地域に貢献します」を入れました。そして平成15年度の看護部基本方針に「地域および医療者間の連携を密にした看護を実践します」を加えました。それを受けての、継続看護委員会の目標は以下のとおりです。

　目標　入院時から患者さまを生活者ととらえ、退院後の生活を考えた継続看護ができる
　　①継続看護の必要な患者さまのカンファレンスができる
　　　●退院に向けての看護計画が追加・修正できる
　　　●標準看護計画を活用する
　　②継続看護に対する意識を高めることができる
　　　●研修会を開催する

平成12年度に介護保険が始まりました。病院が「病気が治るまで」ではなく、一時的な通過施設であり、社会資源の1つであることの認識は高まりつつあります。平成6年から取り組んできた、入院と外来の連携、病院と地域との連携、在宅への支援、継続看護委員会の活動などは、高齢社会の一層の進展を見据えた、社会のニーズを

先取りした活動であったと自負しています。

　当院でその礎を築いてきた地域医療室初代の婦長である廣瀬啓子は、介護保険をスタートさせるために設立した三木市福祉公社の主要メンバーとして、現在多大な活躍をしています。三木市福祉公社初代理事長から彼女の福祉公社への派遣を依頼されたときは、私としては手足をもがれる思いでしたが、市民病院としての役割を考え、地域住民への支援と彼女のさらなる躍進を願って快く承諾しました。

　当院のその後の活動は、現在三木市民病院地域医療室の東保子看護課長が、産労総合研究所「看護部マネジメント」の平成15年7月15日号（No.167）からの連載で発表しています。ご参照ください。

8　看護部基本方針の徹底

　看護管理者には、組織を統率し、患者や家族に最良の看護を提供する責任があります。その責任を果たす過程で一番重要なことは、まず、管理者が自分の理念を持つことです。そして、その理念を同じ仕事をする仲間と共有することです。婦長にしろ看護部長にしろ、自分に任された部署でどのように責任を果たそうとしているのか、自分の考えを明確に示さなければなりません。どんな看護を提供したいのか、一緒に仕事をする仲間にどうなってほしいのかを言葉に出してどれだけ伝えているかが、組織を統率するポイントだろうと思っています。

看護部の理念

　私は、看護の仕事を続けるうえで、持ち続けている信念があります。それは「患者さんに喜んでもらえる看護をし、それをやりがいにしながら自分を高める」ということです。看護部長を引き受けた時点で、それはそのまま私の看護部運営理念になりました。「心のこもった看護を実践することでやりがいを感じ、仕事を通して自己の成長が実感できる組織づくり」です。これを単なるスローガンで終わらせるのでなく、一人ひとりの行動に結びつけるために精魂を尽くしてきました。私の看護部長10年間の仕事はこれがすべてであったといえます。しかしこれは看護部を運営するにあたっての私個人の理念であって、みんなの合意で決めたものではありませんでした。

　当院は病院の理念が明示されていなかったのです。当時はそれで

も病院の使命、医療者としての使命感に支えられて病院の機能が成り立っていたのかもしれません。しかし、医療への信頼が揺らいでいる昨今、医療機能評価でも病院の理念の明示は必須です。そのことを幹部会議で何回か提案して、やっと平成13年に病院の理念ができました。それを受けて、婦長会で話し合い、婦長全員の合意のうえで看護部の理念を明示することができました。そのとき私個人の理念は看護部の理念に統合されたことになります。三木市民病院看護部の理念は以下のとおりです。

三木市民病院看護部の理念（平成13年度より）
- 私たちは、患者さまの人権を尊重し、質の高い看護を提供します。
- 私たちは、事故のない安全な看護をめざします。
- 私たちは、地域との連携を密にし、看護活動を通して地域に貢献します。
- 私たちは、病院の健全経営に積極的に参画します。
- 私たちは、看護部職員のやりがいを支援しあい、自己実現をめざします。

基本方針を決める

当看護部では、毎年看護部基本方針を掲げています。そして、看護部の全員が基本方針を共通理解し、方針に沿った行動がとれるように支援しています。本書で紹介した数々の取り組みは、組織の方針を明確に示し、それを徹底したことにより実現したことであるということができます。

看護部の基本方針は、婦長とよく話し合って婦長の納得のうえで決めることにしています。毎年2月初旬の時間外に臨時の婦長会をもって、次年度の基本方針について話し合うのが定例になりました。

毎年このときだけは時間外にゆっくり時間をかけて話し合うことにしています（平成15年度の基本方針を決める日は、ちょうど、日本看護協会神戸研修センターのサードレベルの研修生が臨地実習に来ておられました。時間外にもかかわらず、サードの研修生が熱心に見学される中での話し合いでした）。

　基本方針は所属の責任者である婦長が、自分たちの意思で決めたということにならないと、「看護部長が言うのよ」と言ったのでは、組織を引っ張っていくことはできません。なんといっても婦長が所属を引っ張る要ですから、「あなたたち、それでスタッフを納得させられるのね」と念押しをしながら決めることにしています。

　ただし、看護部基本方針には、従来の私のビジョンである「質の高い看護の提供」と「看護職のやりがい支援」が、また、看護部の理念を明示した後は、看護部の理念の5項目が盛り込まれていることが絶対条件になります。その基本方針を受けて所属ごとの年間目標や委員会の目標を設定することになります。平成15年度の基本方針は以下のとおりです。

　三木市民病院看護部平成15年度基本方針
①患者さまに満足していただける看護を実践します。
②事故のない安全な看護を実践します。
③専門性を高め自律した看護職としてやりがいが感じられる看護を実践します。
④経済性を考えた効率の良い看護を実践します。
⑤地域及び医療者間の連携を密にした看護を実践します。

基本方針を共通理解する

　看護部基本方針が決まればそれを全員で共通理解するために、毎

年4月の初めの昼休みに看護部職員に集まってもらって基本方針の趣旨を私の言葉で説明することを実践してきました。三交代勤務ですから同じ内容で3〜4回行います。ＯＰ室や外来はこの時間は参加できませんから、また別に時間をとることにしています。産休や育休中の人にも文章にして送ります。産休・育休を合わせれば1年2カ月、妊娠中にトラブルが発生した場合は2年近く職場を離れることになります。育児休業法が制定されたことで職場を離れる期間はさらに長くなりました。医療や看護のありようが目まぐるしく変化する中で、長期間職場を離れていると周囲の変化が見えなくなっています。休暇に入る前と同じ気持ちで復職したのではこの変化に対応できません。

委員会の目標

　看護部が運営する委員会もすべて基本方針に沿って年間目標を挙げ、その目標を看護部全員で共通理解して取り組みます。私は各委員会の委員には単に所属代表の連絡調整だけではなく、委員自身が委員会の目標を達成するための推進者として活動することを求めています。医療ＣＳ委員なら、その委員は医療ＣＳの推進者でなければなりません。事故防止対策委員は、看護部内で起こっているミス・ニアミスの内容や件数を把握して、所属での事故防止の推進者としての役割を担うことになります。時間管理委員は、今なぜ時間の効率化なのかを理解し、率先して時間管理をしなければなりません。

　看護部の全員が基本方針の意味を理解し、納得して、全員が同じ方向に進んだときに、組織力が発揮でき成果を上げることができるし、それを達成する過程が個人の成長と組織の成長につながります。

基本方針の具現化

　基本方針を決めた時点で、それをどのように委員会目標や所属目標につなげ、どのように具現化するかということも決めておきます。
　①患者さまに満足していただける看護を実践します：については、それぞれの所属に合うように具現化して、チーム目標から個人目標にまで下ろして取り組むことにしています。
　②事故のない安全な看護を実践します：については、事故防止委員会の活動を通して事故防止につなげることにしていますから、必ずしも所属目標にあげなくてもいいことになります。委員会の目標管理をきちんとすることで事故を未然に防ぐということです。
　③専門性を高め自律した看護としてやりがいが感じられる看護を実践します：については、全員が個人目標につなげて自己実現をめざすことにしています。当看護部では、平成9年度から「やりがい支援の個人目標管理」をしています。このことについては「15章」で詳しく述べます。
　④経済性を考えた効率の良い看護を実践します：については、看護職が関わることで、診療報酬につながるものは所属目標に掲げて実施し請求します。例えば、退院時共同指導・退院指導など。
　⑤地域および医療者間の連携を密にした看護を実践します：については継続看護看護委員会の活動を通して地域との連携を充実させることにしています。
　このように一定のルールを作って取り決めをしておかないと、一つの所属で10個ぐらい目標があがったり、チーム目標・個人目標・委員会の目標など、目標が多すぎて、結局、目標が目標でなくなってしまいます。
　私たち看護職は、事故防止、接遇、専門的知識技術を高めること、

病院経営への貢献など、果たさなければならない役割は数えればきりがありません。その中で今年は何に集中的に取り組むかが目標ですから、目標にもある程度の制限を加えて、目標に上げたからには絶対達成するという意気込みが必要です。

所属目標の行動計画表

全員が基本方針の趣旨を理解したうえで、所属の目標はそれぞれの所属で話し合って全員の納得のうえで決めます。目標が決まれば、実際にどのように行動につなげるかを、ディスカッションをして行動計画表（図表4）を作ります。行動計画表には、いつ、だれが、何を、どの程度、どのようにするかを明らかにしておきます。行動計画表を作成することで、どの時期に、何を、どれだけやればいいのかの評価基準が明らかになります。看護研究も研究計画書を緻密に立てることが研究を成功させる鍵といわれているように、目標管理も行動計画表を、いかにみんなの合意で実践可能なものにするかが鍵になると私は思っています。行動計画表ができれば、あとは計画どおりにやるだけです。

看護職の目標は、「思い出目標」や「一時的な燃え上がり目標」だといわれています。4月に「今年度の目標をあげなさい」と言われて、一時的に燃え上がって、目標が決まればそれだけで目標が達成されたような錯覚に陥って、後は頭から抜けている。年度末になって「目標の評価をしなさい」と言われて、「アレッ、今年度の目標はなんだっけ？」ということで、懐かしく思い出すということです。目標は達成するためにあるのです。単なるスローガンであってはいけないのです。

当看護部では、平成9年度から目標による管理をしています。所

図表 4 看護目標年度計画

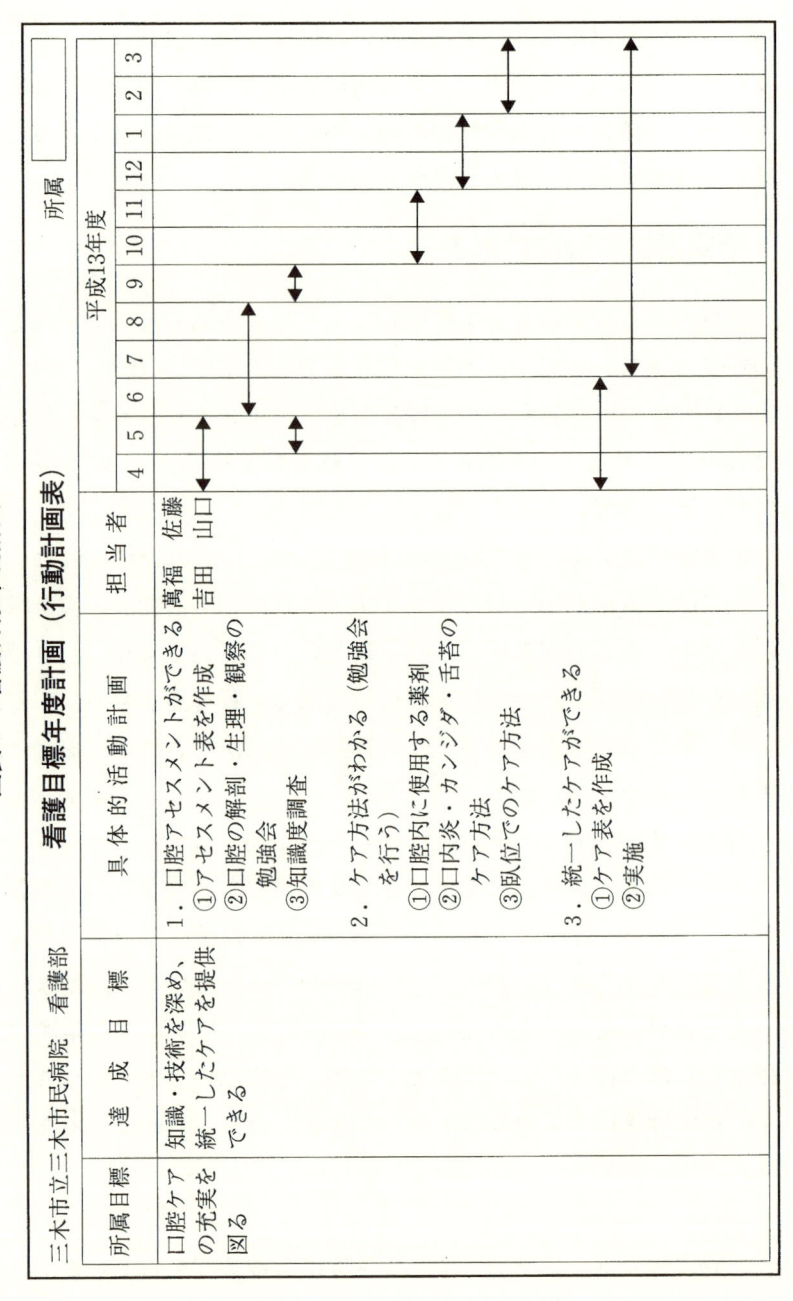

所属						
三木市立三木市民病院　看護部			看護目標年度計画（行動計画表）			
所属目標	達成目標	具体的活動計画	担当者	平成13年度 4 5 6 7 8 9 10 11 12 1 2 3
口腔ケアの充実を図る	知識・技術を深め、統一したケアを提供できる	1. 口腔アセスメントができる ①アセスメント表を作成 ②口腔の解剖・生理・観察の勉強会 ③知識度調査 2. ケア方法がわかる（勉強会を行う） ①口腔内に使用する薬剤 ②口内炎・カンジダ・舌苔のケア方法 ③臥位でのケア方法 3. 統一したケアができる ①ケア表を作成 ②実施	萬福 吉田 佐藤 山口	

属目標管理、委員会の目標管理、個人目標管理など、自分たちで立てた目標をきちんと管理しなければ目標を立てる意味がありません。病院機能評価では、「看護部内の目標管理を行っているか」が評価の対象になります。

所属目標評価の発表会

　目標管理を成功させるには、評価をいつ、だれが、どうするかが重要な鍵です。当看護部では、毎年9月に中間評価、3月に1年間の評価の発表会をしています。発表会は所属目標と達成状況を紹介し、お互いを啓蒙し合うのがねらいです。取り組んだ内容とその過程、何が達成できて、何が達成できなかったのか、達成できなかった理由は何か、今後にどうつなげるかなどを発表します。個人個人がしっかり成熟している集団なら、そこまでする必要はないのですが、看護職集団は、どこもまだまだ成熟した集団とはいえないのが現実ですから、みんなの前でその根拠を発表するということも必要なのです。人前で成果を発表しようと思えば、いい加減なことはできないし、競争意識が働きますからチームが結束します。また、他の所属の発表を聞くことで刺激を受け、それまで気付かなかったことを気付く機会ともなり、「うちの病棟でもやってみよう」という意欲につながっています。

　後述する、毎朝その日に担当する患者さんに名前を名乗って挨拶をするという取り組みも、患者さんと共に看護計画を立てるという取り組みも、その年の基本方針「思いやりの心が伝わる看護」を実践するために、1つの病棟が年度目標として取り組んだことですが、この発表会が刺激になり今では全病棟に広がっています。そして、評価をきっちりするためには、具体的で達成可能な目標を設定することと、評価基準を持つことの必要性も体験をとおして学習しまし

た。

　9月の中間評価の発表会と3月の最終評価の発表会は年間行事としてすっかり定着しています。この発表会は他部門の人にも声をかけて聞きに来てもらいます。私はこの発表会を、病院の過半数を占める看護部が、この厳しい医療情勢にどのように立ち向かおうとしているのかを、他部門に知らせる大事なイベントとして位置づけています。今ではプレゼンテーション能力も見事なもので、パワーポイントを使ったユーモアをまじえた説得力ある発表会になっています。自分たちが行ったことを、また今後の課題を、視覚や聴覚で表現することの重要性を楽しく学習している姿勢が見えます。

　目標評価の発表会を主任会では次のように評価しています。
- 発表会をすることで反省や評価が深まる。
- 他部署が頑張っているのを聞いて「負けられない」と思った。
- 発表をすることで目標へのかかわりが深くなった。
- 発表があるから目標達成に力が入るようになった。
- 発表の前になるとスタッフが生き生きする。
- 自分が所属の目標に向かって貢献していることが実感できるようになった。
- 他部門の人が聞きに来てくれるので、適度な緊張感があった。看護部のことを他部門にアピールするいい機会になった。

他施設の看護職の反応

　当看護部では、他施設の看護管理者の研修も受け入れています。いろんなところから婦長や主任や看護部長が研修に来られます。研修に来られた人が口をそろえて言われるのは、看護部の方針が末端まで徹底していることがよくわかるとのことです。全員が同じ方向を向いているのが、研修に来られた外部の人にも伝わっているよう

です。

　看護部運営理念を職員全員に浸透させ、その理念の下に看護部基本方針を掲げ、基本方針に沿って所属目標・個人目標・委員会目標を設定し、目標に向かって行動することで、看護部全員が同じ方向に向かって進んでいることが実感できています。そして、看護部職員が安定した気持ちで能力を発揮している姿こそが、今後の看護活動のさらなるパワーアップにつながると信じています。

9 管理機能の充実のために

　看護管理の究極の目的は、患者さんに最良の看護を提供することです。看護部長は、理念や方針が末端まで伝わるように組織を整備し、目標達成に向けて組織力を最大限生かせるシステムを構築しなければなりません。指示・命令系統を明らかにし、必要な情報が上にも下にも正しく伝達できる組織でなければ組織力は発揮できません。次長・婦長・主任がそれぞれの役割を遂行できるように調整をするのはトップマネージャーの責任です。当看護部では、これらの管理機能を充実し、組織力を強化するために、平成7年4月に主任と次長を2人体制にしました。管理の2番手である主任と次長の補佐機能を高めるシステムづくりを紹介します。

主任を固定チームの一員として

　私が看護部長を引き受けた当初は主任は所属に1人でした。その主任は、夜勤には入らず土曜・日曜は休みで、どちらかといえば婦長に近い存在でした。当時は主任が医師の指示受けを一手に引き受けていましたから「毎日医師の指示受けに追われてケアに参加できずスタッフの指導もできない」というのが主任たちの悩みでした。

　当時は固定チーム継続受け持ち制を始めたばかりでしたが、主任はチームからはずれた立場にあり、チームへの支援体制が不十分で固定チームが有効に機能していませんでした。

　主任は「婦長の補佐」と「現場監督」の役割があります。現場レベルでその役割を遂行しやすくするために、主任を固定チームの一員として位置づけることにしました。主任が固定チームの一員とし

て現場で指揮監督しながら、チームリーダー・サブリーダーをサポートし、チーム育成に指導力を発揮できれば、チームの看護実践能力が上がり、結果的に婦長の補佐機能は高まります。

　当院の固定チームは、それぞれの所属にＡ・Ｂの２チームがあります。主任をそれぞれのチームに配置するためには、主任を２人体制にしなければなりません。しかし、夜勤回数の関係で主任を２人とも夜勤要員からはずすわけにはいきません。主任は原則として月４回の夜勤をし、土曜・日曜も勤務に入ることにしました。それまで夜勤をしていなかった主任が夜勤に入ることになりましたが、主任たちからの不満や抵抗はなく、むしろ直接ケアに参加できることに価値を見いだしたようです。そして、主任の役割と業務を主任たち自身が検討し婦長会の承認を得て冊子にまとめました（主任の役割は図表５のとおりです）。

　主任は、その日リーダーになることもあればメンバーになることもあり、チーム員と共にローテーションに加わりながら直接ケアに参加することになります。現場でのケアをとおしてチームリーダーをサポートしつつチームを育成するシステムです。主任は、自分が所属するチームがどのような看護を提供しているのか、チーム員がどのような動きをしているのかの現状把握ができ、その場に応じたスタッフ指導ができるようになりました。

　チームリーダーはチーム内の患者さんの問題やメンバーの問題、チーム会の運営について主任のアドバイスを受けながら１年間チーム運営の責任を担うことになります。チーム目標の設定から達成過程、チーム員の個人目標までを考えながらリーダーシップ能力を養うのです。

　主任が主催する月１回のリーダー会は、婦長、主任、Ａ・Ｂ両チームのチームリーダー・サブリーダーが参加し、お互いにチーム会

図表5　主任の役割

　　　　　　　　　　　　　　　　　　三木市立三木市民病院看護部
　主任看護婦は、看護部の方針にそった看護が提供できるよう、婦長の指示・助言を受け、各単位ごとに看護職員を指導する。また、管理運営に関する権限の一部委譲を受け、その任にあたる。
〈婦長との関わり〉
　所属婦長の方針にそった看護が提供できるよう補佐する。
〈職員との関わり〉
　1、固定チームナーシングが円滑に継続できるようにする。
　　1）婦長と協力して所属の看護方針・目標を立て、日々の実践を通して浸透させる。
　　2）常に婦長と情報交換し、看護提供方式が円滑に遂行できるよう助言指導する。
　　3）チーム間の協力・支援体制を強めるための調整役を果たす。
　2、職員が活動しやすい環境を作り、意欲的に仕事に取り組めるようにする。
〈患者管理〉
　患者のニーズに応じた安全で最良の治療や看護が提供できるようにする。
〈薬品管理〉
　必要な薬品の種類と量を適切に保管する。
〈物品管理〉
　業務に必要な物品の種類と量を適切に保管する。
〈施設環境管理〉
　患者が安全かつ清潔な環境の中で入院生活が送れるよう職員を指導する。
〈安全管理〉
　患者の安全を守るため、職員の事故の予防から発生時の対応まで指導する。
〈職員教育〉
　職員の資質向上と看護の充実を図るため、実践面での指導を行う。
〈学生教育〉
　実習生が効果的な学習を行えるよう支援する。
〈会議〉
　院内の動向に目を向け、問題を提起し、発展的に解決する。
　（役割に伴う個々の業務は、「主任の役割と業務」の冊子を参考のこと）
　　　　　　　　　　　　　　　　　　　　　　　　平成8年2月

の報告をし合い、チーム内で起こっている問題の検討やチーム内で取り組んでいることの情報交換を行いチーム間の調整をしています。

　主任が固定チームに所属し、チーム員と行動を共にすることで、チーム内での信頼関係を築き、指導力を発揮し、固定チームが有効に機能するようになりました。主任のサポートを受けながらチームリーダー・サブリーダーが育ち、そのかかわりを通して主任自身が育っていくのが見えます。初めてサブリーダーを経験した人の「サブリーダーの役割を通して自己成長できたこと」のレポートを紹介します（図表6　赤松真澄の実践報告）。

　主任の固定チームへのかかわり方の実際は、当院主任大西睦子が「主任としての固定チームへの関わり」と題して「看護管理」Vol.8、No.2、1998年2月、医学書院に発表しています。ご参照ください。

次長2人体制で婦長のサポート

　婦長は、病院長や看護部長の方針を部下に伝え、現場で実際行動できるようにスタッフを指導するとともに、現場で起こっている問題や情報を上司に正しく伝える役割があります。情報が停滞しないためのパイプ役ともいわれていますが、パイプが詰まっていたり動脈硬化を起こしていたりすると、看護部の方針が正しく伝わらないし現場の情報がこちらに伝わりません。

　当時は、看護部の方針や婦長会での決定事項を、自分の言葉に直してきちんと伝えられる婦長もいれば、「婦長会で決まったから仕方がないのよ」と他人事のようにしか言えない婦長がいるのが実情でした。「部長がまたこんなこと言ってるのよ」と言う婦長のところには、看護部の方針や新しい決定事項の趣旨が正しく伝わりません。婦長会の決定事項や方針が歪んで伝わってしまうと組織が同じ

図表6　赤松真澄の実践報告

サブリーダーの役割を通して自己成長できたこと

看護師　赤松真澄

　１年間サブリーダーの役割を担ってきました。サブリーダーの役割は、「チームリーダーを補佐し、メンバーと協力して、チーム目標の達成およびチームの活性化に努める」とサブリーダー研修で学びました。しかし、私自身どのようにこの役割を果たせばいいのか迷っていました。

　結局、一番努力したことは、チームリーダーやメンバーとコミュニケーションをとることです。そのことで、他者の思いに耳を傾ける姿勢がより強くなったと感じています。また、年度始めに、「チーム目標を達成するためにリーダー・サブリーダーとしてどのようにチームとかかわろうと思っているか」のレポート提出を求められました。その中で私が最も強く考えていたことが「皆で協力し合えるチーム、お互いを認め合い補い合えるチームにしたい」ということでした。

　この達成のために、①物事に率先して前向きに取り組み、明るい雰囲気づくりを心がける。②意見を言いやすい環境をつくる。という自己目標をあげました。この２つの思いはリーダーと共に持ち続けたつもりです。リーダーと話し合い、目標達成のおおまかな道筋を立て、メンバーの意見を必ず聞き、全員で動いていけるように配慮しました。チーム目標3に掲げた、「詰所内の効率的な物品の配置換えを行う」では、よりその考えが反映されたと思います。リーダー・サブリーダーが日程を組み、メンバーの意見をまとめ、全員で効率的な配置換えができました。これは、リーダー・サブリーダーがメンバーを必要とし、メンバーもリーダー・サブリーダーを信頼して行動してくれた結果です。それぞれがお互いの役割を認識している素晴らしい環境だと思いました。

　もう１つ私のチームが誇れることがあります。それは、チーム会で意見が活発化したことです。良い意味で楽しくチーム会が運営できています。メンバー一人ひとりの思いがわかり、また全員が他者の意見に耳を傾け吟味する姿勢ができました。これは、メンバーが自分の役割を認識し、それぞれがチームに貢献している表れです。

　チームの成長はありましたが肝心の私自身の成長です。チーム全体の動きを見るという意識が高まったことです。チーム目標の進行度はもちろん、日々の業務の中で、メンバーそれぞれの気持ちを知ろうとアンテナを高くしてきました。しかし、メンバーから相談を持ちかけられても、適切なフォローができたかどうかは疑問です。

　ただ、メンバーから受けた意見は必ず課長に相談し、アドバイスをもらうようにしてきたし、私たちの思いは課長にきちんと伝えるようにしてきました。他に目を向けることで吸収したり参考にできる点を見つけることができました。

　指導が必要であれば、先輩後輩に関係なく、意見を伝えるという意識は持てるようになったし、いろんな学びはありましたが、サブリーダーを受けて正直大変でした。チーム目標の遂行を含め、サブリーダーとしての成長を求められ、自己のキャリア開発もしなければなりません。それでも、この１年でチームも私自身も成長はできたという手ごたえを感じています。

方向を向くことができなくなります。スタッフは、毎日顔を合わせる婦長の影響を大きく受けます。婦長が変われば職場風土が変わってしまうのです。婦長個人の価値観やその場の感情で管理が偏ったり一貫性を欠くということも起こっていました。

　看護部という大きな組織を運営していくためには「看護部長を補佐する」役割を持つ次長の活用が重要です。次長には「看護職員が適切な看護サービスが行えるよう婦長を指導監督する」という役割がありながら、当時は次長が1人でしたからその役割が果たしきれず、婦長を指導監督するまでには至っていませんでした。

　そこで婦長の管理能力をサポートすることを目的に次長を2人体制にしました（看護部次長の役割と業務は図表7のとおりです）。婦長の指導監督を効果的に行うために、1人の次長が同じ婦長に継続的にかかわるシステムとして、固定チームの考え方を取り入れることにしました。当院は看護単位が11ありますから、1人の次長が5～6人の婦長を担当しその婦長の指導・監督・支援に継続的にかかわります。

所属会のオブザーバーとして

　看護部内の情報が上にも下にも正しく伝わるようにするために、所属の会議に次長がオブザーバーとして参加することにしました。次長が所属会に参加することで婦長が看護部の方針や決定事項をどのように伝えているのか、自分の所属をどのように運営しようとしているのか、そこで検討されていることが看護部の方針に沿っているか、逸脱していないかを知ることができ、状況に合わせて適切な助言ができます。ときには、婦長が伝達事項を誤解して伝えたり、スタッフの反発を受けたりすることがありますから、オブザーバーの次長がその場で軌道修正をしたり説明の補足をしたりして婦長を

図表7　看護次長の役割と業務

《役　割》
1．看護部長を補佐し、病院方針・看護部方針の徹底を図る。
2．看護職員の意欲の高揚・適切な看護サービスが行えるよう看護課長を指導監督する。
3．看護部長不在時はその任を代行する。

	目的と業務内容	担当者	
現任教育	目的： 1．自立した看護職員を育て、組織及び看護チームの一員として自分の役割と責任を果たすことができる職員を育てる。 2．専門職として臨床実践能力を身につけ、質の高い看護が実践できる職員を育てる。 ・看護部教育委員会活動の支援 ・卒後5年目以上の対象別研修の企画・運営 　　ルビー研修（卒後5〜9年）　　　年2回 　　サファイア研修（卒後10〜14年）　年2回 　　エメラルド研修（卒後15〜19年）　年2回 　　ダイヤモンド研修（20年以上）　　年2回 ・新任課長・主任教育とオリエンテーション ・課長の研修会、勉強会の企画・実践 ・院外の学会、研修会への参加への推進・計画・フォロー	市原 市原	藤田 藤田 藤田 藤原 藤原 藤田 藤田
業務管理	目的： 1．質の高い看護が、すべての患者に安全かつ効率的に提供できる職場態勢を管理する。 ・看護部事故防止委員会活動の支援 ・看護業務の質量の把握と指導監督 　（調査・統計・資料の作成） ・報告書類の点検 ・看護管理当直業務の指導 ・勤務表	市原 市原	藤田 藤田
労務管理	目的： 1．労働環境を整備し、患者に最良の看護を提供できるよう看護職員が気持ちよく前向きに職務につくことができる環境を管理する。 ・健康管理の推進 ・精神衛生に関する配慮 ・休暇の適正指導 ・超過勤務・休暇の管理	市原 市原 市原 市原	藤田 藤田 藤田 藤田
物品管理	目的： 1．看護に必要な機械器具の検討 2．中央倉庫の管理をし、デッドストックをなくす。 ・看護用具・器材・器具の調整 ・用度物品・消耗品の調整	市原	藤田 藤田 藤田 藤田

病院会議	目的： 1．病院の各委員会に参画し、看護部としての意見を述べると共に委員会の目的の達成を図る。 　　　担当　市原　　　　　担当　藤田 ・病歴委員会　　　　　・診療材料委員会 ・医療安全管理委員会　・HIV対策委員会 ・病棟運営委員会　　　・病棟運営委員会 ・ICU委員会　　　　・緩和ケア委員会 ・図書委員会　　　　　・医事業務推進委員会 ・人間ドック委員会　　・中・長期計画策定委員会 ・中・長期計画策定員会・外来業務改善委員会 ・感染防止対策委員会		
看護部会議	目的： 1．看護職員が、生き生きと安全で質の高い看護を提供するため、また、会議・委員会の目的を達成するために委員長を補佐する。 ・課長会　　　　　　月3回 ・主任会　　　　　　月1回 ・教育委員会　　　　月2回（他に教育委員会研修月2回） ・記録委員会　　　　月1回 ・医療CS委員会　　月1回 ・事故防止対策委員会　月1回 ・継続看護委員会　　月1回 ・臨床指導者会　　　月1回 ・看護手順　　　　　主任会で ・看護の質　　　　　主任会で	市原	藤田 藤田 市原 市原 藤田 市原 藤田
所属へのかかわり	目的： 1．担当の所属会・四者会に参加し、部署の状況を直接把握し、課長の相談役・指導・アドバイスなどをし、支援する。 2．直接見た各所属の状況などを看護部長に正しく報告し、看護部長の補佐をする。 　　担当　市　原　　担当　藤　田　　担当　藤　原 ・5東　　　　・5西　　　　・3東 ・ICU　　　・4西 ・4東　　　　・外来 ・3西　　　　・OP ・地域医療室　・放科 ・所属運営会への参加月1回 ・所属会月1回 ・課長が長期出張の場合は支援する ・所属の問題点・気になる点・改善が必要な点などあれば見て回る ・所属の状況を上記以外の方法で把握する		
その他	・主任会の運営		藤田
	・病院ボランティアの受け入れ		藤田
	・トライやるウイーク受け入れ	市原	
	・看護協会・連盟関係		藤田
	・看護師寮入寮者の調整		藤田
	・看護の日の行事企画・受け入れ	藤原	藤田

サポートすることになります。スタッフの意見を直接聞いたり表情を見たりすることで、現場の雰囲気やそこで提供されるケアの内容を垣間見ることができます。会議録や婦長の報告だけでは見えないものが見えてきますから、婦長をサポートする視点が定まり効果的な指導ができるようになりました。ときには婦長がスタッフから突き上げられるということもありましたが、次長が補足発言やその場で助言をすることで婦長の孤立感は少なくなりました。

所属運営会議（四者会）

所属を運営するにあたっては、現場の管理者である婦長と主任が十分話し合い、意思統一をしなければなりません。私は、1カ月に1回は婦長と主任が所属の運営について話し合うことを指示していました。看護部の方針を受けて、自分の所属では何をどうしていくのかを、婦長と主任が相談したり意思統一をしたりするためです。婦長の思いと主任の思いを言葉に出して確認し合い、意見をすり合わせて調整しないと、「婦長はあんなこと言っているけど、私はこう思うのよ」と主任が言ってしまうと、スタッフはいいとこ取りをしてしまいますから、全員が同じ方向に進むことができなくなります。

私自身の婦長時代を振り返っても、「以心伝心、わかっているつもり」で物事を進めた結果、お互いの思いが違っていてトラブルが生じることが少なくありませんでした。心で思っていることは言葉に出して確認しないと伝わらないのです。私が看護部のビジョンを繰り返し繰り返し自分の言葉で伝えるのと同じで、婦長は「自分の職場をこうしたい」「スタッフにはこうなってほしい」という婦長のビジョンを明確に示して、補佐役であり現場監督である主任と意思統一をしなければ組織力を高めることはできません。

ところが、私が「話し合いをしなさい」と言っても、月1回の話し合いをきちんとする婦長としない婦長が半々でした。毎月1回きっちり行っている所では、婦長も主任もが役割を果たせて職場が活性化するのです。そういう職場では当然のことながらスタッフが育ち、そこで提供されるケアの内容は良くなり、患者さんからの評価が上がるのです。それをしない所は、婦長と主任の間で意見の食い違いがあり、婦長も主任もが悶々として職場運営がうまくいかないという事実がありました。要するにコミュニケーションの不足がお互いの足を引っ張り合っているのです。

　毎月の所属運営についての話し合いを定着させるために、次長がオブザーバーとして参加することを義務づけました。次長・婦長・2人の主任が参加しますから通称「四者会」と呼んでいます（四者会開催にあたっての要項は図表8のとおりです）。

　四者会では、婦長は、婦長会の伝達事項や所属の運営方針、主任に協力を求めたいことなどを自分の言葉で伝え、主任はチーム会やリーダー会の報告をして現場の状況を伝えます。また、所属目標の達成状況の確認や、所属内の問題の検討、所属職員の教育、個人目標への支援についても話し合います。婦長と主任が自分の思いを言葉に出して伝え意見交換をすることで、問題が明確になり、自分が果たすべき役割を自覚する機会となり、婦長と主任が共に育つ場になっています。次長は、婦長や主任の考え方を知り、現場の看護実践の現状を把握する機会でもあり、婦長と主任の育成の機会でもあります。最近は四者会がほぼ定着し、婦長と主任の意思統一が所属を円滑に運営する基本であることを当事者自身が強く感じています。

　次長は四者会に参加するときの留意点として、できるだけ婦長の考えを尊重して支援することにしています。そして、四者会の状況

図表8　所属運営会議（四者会）

三木市立三木市民病院看護部

1．目的
　1）所属課長・主任の意思統一を図り、所属運営を円滑に行う。
2．運営
　1）所属運営会議の主催は課長が行う。
　2）毎月1回開催する。
　3）対象は、課長・主任とする。
　〈＊担当次長はオブザーバーとして参加し、看護部長に報告する〉
3．内容
　1）課長の方針を伝える。
　2）主任の目標や、主任が日頃感じていることなどについて意見交換をする。
　3）課長会の報告で、主任が知っておくべきことを伝達する。
　4）所属で起こっている問題に対して検討する。
　5）所属目標の進行状況の把握や評価をする。
　6）チーム会報告を受ける（リーダー会で受けるのもよい）とともに、チーム会での意見交換の状況等を聴く。
　7）所属職員の教育について検討する。
　8）その他
＊留意点
　1）毎月開催していますか？
　2）課長は、当日の課題を前もって準備していますか？
　3）課長の言うべきことをしっかり言って、主任の理解を得ていますか？
　4）主任の意見を十分聴いていますか？
　5）問題に対して課長は解決策を考えていますか？

　　　　　　　　　　　　　　　　　　　　　　平成9年3月11日

を、「所属運営がうまくいっている部署は、婦長と主任のコミュニケーションが良く次長の入る余地はほとんどなくなった。逆に所属の運営が気になる部署は、婦長が主任ときちんと向き合っていない。主任と手を携えていこうという姿勢が見えない。婦長が次長のほうを向いて話を進めているという感じを受ける。婦長は次長に気を使うのではなく主任との間で意見のすり合わせができ、主任の補佐機能が高まるように仕向けたい」と言っています。また、婦長は「いつも同じ次長に相談したり、同じ次長から助言を受けることができ、アドバイザーがいつも身近にいてくれることが心強い」と言っています。

　所属運営会議に次長が参加することのメリットは次のように整理することができます。

［次長の立場から］
・所属の状況がよくわかり、指導がずれない。
・所属で問題となっていることに対してその場で提案や指導ができる。
・婦長の考えに疑問があるときはその場で修正できる。
・部長の方針や婦長会の決定事項が正しく伝わっているか確認でき修正もできる。
・婦長と主任がコミュニケーションの善し悪しがわかり、かかわり方を調整できる。

［婦長の立場から］
・看護部の方針からずれていないかその場で確認できる。
・困ったことなど相談でき、その場でアドバイスがもらえる。
・看護部長へ早く情報が伝わるため、スムーズに解決できる場合がある。
・検討に行き詰まったとき、アドバイスがもらえる。

・他病棟の情報を得る機会になる
・消化不十分のまま主任に説明しようとしてうまくいかないとき、その場で補足してもらえる。
・婦長の解釈の仕方が少し違うとき、その場で修正してもらえる。
・次長が参加することで会が引き締まる。

［主任の立場から］
・次長からは第三者として客観的なアドバイスがもらえる。
・毎月定期的に話し合いがもてるようになった。
・病院や看護部の方針がダイレクトに伝わる。
・適度な緊張感があり、なれあいにならない。
・婦長の意見では納得しにくいことでも、次長も同じ意見だとわかると納得できる。

　四者会、所属会、委員会の報告は、次長の目を通して現場の状況がタイムリーに私の耳に入りますから、ビジョンや方針がどの程度浸透しているか、職員全員の意思統一の程度はどうかを把握でき、問題解決の指標にします。
　主任は婦長を補佐し、次長は看護部長を補佐するという「補佐機能の具体的行動」を明確に示したことで、看護部の管理機能は充実し、組織が有効に機能し始めたことを実感しています。そして、何よりも私自身が多くの有能なスタッフに支えられ育てられていることを実感できるようになりました。

10　やさしさと思いやりと

　平成8年度と平成9年度の2年間続けて「やさしく思いやりのある看護を実践しよう」を看護部基本方針に掲げました。具体的には、①患者さんに思いやりの心が伝わる看護をしよう、②他部門の人に思いやりの心を表そう、③看護者同士思いやりの心で接しよう、です。

　例年どおり、年度始めに病院運営会議でこの看護部基本方針を提示したところ、出席者から「何を今さら……」という冷ややかな視線を感じました。「やさしく思いやりの心で……」というのは、あまりにも当たり前すぎて、方針として掲げるにはふさわしくなかったのかもしれません。もっとレベルの高い方針を期待されたのかもしれません。しかし、当たり前の「やさしく思いやりの心」を本当に職員一人ひとりが言葉や行動に表現できているか、患者さんの心に届いているか、ということに疑問をもっていました。もっと真剣に患者さんの心に届く工夫をし、直接患者さんに接する場面での心のこもったケアをしたいと思いました。年度始めに提示した看護部基本方針の主旨を図表9に、各所属の年度目標を図表10に示します。

思いやりの心が伝わる看護をしよう

　私は、年度始めに看護部職員に以下のような主旨を説明し協力を求めました。

　「今年度は、看護の原点である、やさしさと思いやりの心を問い

図表9　平成8年度　看護部基本方針

やさしく、思いやりのある看護を実践しよう

　　＊思いやりの心が伝わるケアをしよう
　　＊他部門の人に思いやりの心を表そう
　　＊看護者同士思いやりの心で接しよう

（趣旨）
　私たちは、看護の質を高めるために今まで懸命に取り組んできました。その結果、看護の内容は濃くなり、患者さんからは良い評価をいただいています。そこで、今一度看護の原点である“やさしさ”“思いやりの心”を問い直したいと思います。人間に内在している“やさしさ”“思いやりの心”を表現することで、看護の質はより一層高まると確信します。チーム医療を行う中で、仲間同士を大切にし、他部門の人をも大切にすることは、患者さんにより良いケアを提供することの要（かなめ）であると考えます。

三木市立三木市民病院看護部

直したいと思います。今皆さんがやさしくしていないと言っているのではありません。私たちは、患者さんにやさしくしたい、いい看護婦でありたいと思っています。人にやさしくしたい、人に喜んでもらいたいというのは人間の本能だろうと思います。しかし、やさしくしたいと思ってしていることが、本当に患者さんの心に届いているでしょうか。私たちの自己満足であったり、おしつけであったりしていないでしょうか。患者さんの心に届かなければ、やさしくしたことにはならないのです。やさしさの表現のしかたはもう少し工夫がいるのじゃないかと思います。せっかく一生懸命しているのですから、患者さんの心に届くようにしようよと言っているのです」

　「患者中心の医療」や「患者さんの身になって……」というのは私たちが日常使っている言葉です。しかし、それが実際に行動につながっているとは限りません。患者さんとのかかわりの中で、患者

さんの心をどれだけ癒すことができたか、患者さんの心をどれだけ満足させることができたかということを真剣に考えたいのです。このことを軽視してケアの質の向上はありえません。机上での議論や評論ではなく、患者さんにかかわる場面で、患者さんの心がホッとして、やさしくしてもらえたと思っていただける看護をしたいのです。

やさしさの出発点

「やさしさ」を辞書で引くと「しとやか、品位がある、情け深い」などと書いてあります。しかし、看護の中の「やさしさ」はもっと広く深いものでなければなりません。看護は、病気や障害をもった患者さんが対象であり、人が生きていくうえで欠かすことができない生活行動すべてにかかわる仕事だからです。人間の一番弱みにかかわる仕事であり、人間としての尊厳が一番重んじられなければならない仕事なのです。

患者さんにやさしくするというのは、患者さんの言いなりになることではないし、わがままや勝手を許すことではありません。医療の現場では、患者さんにつらい辛抱や痛い辛抱をしてもらわなければならないときがあります。また、患者さんにとっては受け入れがたい事実をお知らせしなければならないときもあります。そんなとき「やさしさ」をどう表現すればいいのでしょうか？

患者さんのつらい気持ち、情けない気持ち、悔しい気持ちをそのまま受け止めることが「やさしさ」の出発点ではないかと考えています。「つらいですね」「心配ですね」と、患者さんの気持ちをそのまま受け止めたなら、命令的なきつい言葉や迷惑そうな態度、無責任な励ましや慰めの言葉は出ないはずです。

図表10　平成9年度　看護目標

〈基本方針〉
1　やさしく思いやりのある看護を実践しよう
　　＊思いやりの心が伝わるケアをしよう
　　＊他部門の人に思いやりの心を表そう
　　＊看護者同士思いやりの心で接しよう
2　経済性を考えた看護を実践しよう
　　＊時間を有効に使おう
　　＊物の無駄を省こう

所属名	テーマ	達成目標
3　西	患者と共にセルフケアを計画・立案・評価する コストもれをなくす	切迫流早産、婦人科術後、小児科の患者のセルフケアの計画・立案が100％できる 患者と共に評価した処置に対して100％コストがとれる 自分の行った処置に対して100％コストがとれる
3　東	受け持ち患者さんと共に看護計画を立案する ディスポ製品を適切に使用する 日勤の超過勤務時間を減らす	セルフケア・ストーマケアの必要な患者さんを対象とする ・6月にスタッフ全員が計画立案の方法がわかり、標準計画が作成できる ・8月〜2月に各1例以上実施し評価できる テープ類、紙オムツ、アルコール綿の使用の状況を知る コストのとれる物、とれない物を知る コストのとれない物の使用を最小限に抑える 1人月平均8時間以内にする
4　西	思いやりの心が伝わるケアをする 物の無駄を省く	日勤の受け持ちナースが自分の名前の札をかけ、担当であることを伝える 個室を訪問するときは必ずノックし、ひと呼吸待って入室する 挨拶はスタッフ同士、他部門の人とも大きな声で行う 電話の対応は受けたときに必ず病棟名と名前を言う 検査の必要性を十分に理解していただくため、検査目的として、看護診断の原因の句に"S"を用いて計画を立てる 衛生材料・ディスポ製品の適正使用に努める
4　東	患者さんや家族と共に看護計画を立案する 使用物品準備のための無駄な時間を省く	受け持ち患者さんの中で絶えず1つは共に看護計画を立案し、共有することができる 物品を準備するときに、所定の場所からスムーズに使用することができる

部署	目標	具体策
ICU	患者・家族の人たちに挨拶ができる	各勤務帯において挨拶が100％できる
	ICU看護ケアの基準の作成	全員が同じレベルで看護ケアを検討する
	コストもとられるようにする	処置伝票の再確認をする
5西	他部門の人や看護者同士思いやりの心を表わす	他部門の人と協力・連携ができるようになる。DM教育入院の2週間コースを確立する
	超過勤務を減らす	一貫した教育と個人的問題を加味し、2週間以内に効率のよい教育をする 日勤帯の超過勤務を1日1時間以内に減らす
	医療用品の使用状況を知り適正化を図る	物品使用状況と頻度の高い物品の単価を知り、一人ひとりがコスト感覚を身につける
5東	患者さんにきちんと挨拶ができる	日勤始業時、受け持ち患者に挨拶することができる 日勤終了後、受け持ち患者に業務終了の挨拶を伝える挨拶ができる 準夜勤始業時、受け持ち患者に挨拶をすることができる
	業務調整を計画的に行い時間内に仕事を終える	
	その場に応じた適切な物品の使用ができる	清拭は陰洗時のみ使用（下膳には使用しない） DIVの固定は原則として紙絆を使用する
OP中材	思いやりの心で接する	術中、直接患者さんと接する時間を増やす 腰椎麻酔（カイザー）術後訪問を行う
	経済性を考えたケア	手術準備時間の短縮を図る 中材物品の定数を見直し、教材の在庫を減らす ディスポ製品の在庫、外来の紛失を減らす
地域医療室	感じの良い対応ができる	適切な対応ができる ・看護相談はその日のうちに評価する ・訪問看護は開始の1ヶ月後に評価する
	在宅療養にスムーズに移行できるような支援をする	薬品・物品使用料の適正化を図る
放射線	患者さんに笑顔で挨拶や言葉かけができる	放射線科入室の患者さんに 1) おはようございます 2) お待たせしました 3) お疲れさまでしたのあいさつができる 大腸ファイバーの待ち時間を説明することができる
	物品の経済性を意識する	コストもとられることを説明する
外来	患者さんに敬語で対応できる	所属で決めた禁句は使わない 目標にそって、3分間スピーチで振り返ることができる
	継続受け持ち制の充実	年間3人以上の受け持ち患者を持ち、患者との意見交換ができる
	物の無駄を省く	美しく、相互に衛生材料の値段を知り、器械や備品を知り、チーム内で発案し、無駄使いをなくす

思いやりの心

　思いやりとは、相手の身になって考える気持ちであり、その気持ちが言葉や行動に表れなければ「思いやりの心」は伝わりません。私たちは、「患者さんの身になって……」と言いながら、実際には言葉や行動で患者さんを傷つけていることがあるのです。しかも、そのことに気付いていないことが多いのです。

　ある患者さんが、家で売薬の風邪薬を飲んで全身に薬疹ができ、それが水泡になって痛ましい姿で外来に来られました。そのとき外来のナースが、「わあ！　ひどいことになってるね。もっと早く病院に来られたらよかったのにね」と言いました。患者さんの家族からは「思いやりのない看護婦だ」という苦情が入りました。そのナースは、なぜ思いやりがないと言われたのか気がつきません。自分ではやさしく対応したと思っているのです。

　「もっと早く来られたらよかったのにね」というのは、言葉としてはきつい言葉ではありません。むしろていねいな言葉です。しかし、「もっと早く来られたらよかったのにね」と言ったことで、患者さんの病状は少しでも良くなるでしょうか。患者さんの気持ちは少しでも楽になるでしょうか。患者さんに思いやりの心は伝わるでしょうか。

　その前にも別の患者さんから苦情がありました。救急室で医師が「なんでもっと早く来なかったんや」と言ったことが不満の始まりでした。「それが医者の言うことか！」と家族が立腹されました。「もっと早く来られたらよかったのにね」というのも「なんでもっと早く来なかったんや」と言うのも、「こんなになったのはあなたが早く病院に来なかったからですよ。あなたの責任ですよ」と言っているのと同じで、病院側が責任を回避していることになるのです。

だから患者さんはやり場のない腹立たしさに不満を感じられるのです。

「つらかったでしょう。よく辛抱されましたね」と言えば患者さんの心はホッとして、やさしくしてもらえたと思えるのです。患者さんの心がホッとするというのはそんなにたいそうなことではありません。特に優れた技術がいるわけではありませんし難しい知識がいるわけでもありません。ほんのちょっとした言葉かけ、ほんのちょっとした思いやりなのです。そのためにたいして時間がかかるわけでもないし、たいして手間がかかるわけでもありません。一人ひとりが少し心にとめて行動することで、患者さんの心はホッとして、やさしくしてもらえたと思っていただけるのです。医療者にはそういう配慮が求められているのです。

その日に担当する患者さんに名前を名乗って挨拶

ある病棟で、思いやりの心が伝わるケアの一環として、朝一番にその日に担当する患者さんに名前を名乗って挨拶をするという目標をあげました。朝一番に「今日1日担当させていただく○○です。ご用があれば遠慮なく言ってください」と言って、病室に名札を置いてきます。当院は固定チーム継続受け持ち制をとっていますが、受け持ちナースが毎日出勤するとは限りません。休みもあれば夜勤もありますから、患者さんからすれば、結局大勢の看護師が入れ替わり立ち代わりということになります。患者さんは、今日1日自分のことに責任をもってくれる看護師がだれなのかがわかりませんでした。看護の責任を明らかにすることで思いやりの心を伝えたいという取り組みです。

その病棟のナースから「名前を名乗って挨拶をするのは、最初は照れくさくてイヤだったけれど、名前を名乗って挨拶をするように

なって、患者さんへのかかわりが深くなりました。今日1日この患者さんに責任を持とうという気持ちが強くなりました」と言っています。仕事が終わって帰るときも、「今日はこれで帰りますが、ご用はありませんか？」と声をかけてから名札をはずします。準夜のナースも出勤したら一番に挨拶に行きます。患者さんからは「担当の看護婦さんが毎朝挨拶に来てくれる。こんな病院は初めてで気持ちがいい。朝からすがすがしい気分になる」という声をいただきます。

　しかし、一方で、「○○さんと○○さんは挨拶に来ないね」という声もありました。皆で決めたことなのに、「なんでいちいちこっちから挨拶をするの？　そんなこと私はしないよ」と決め込んでいたナースもいたようです。そのナースも患者さんから名指しで指摘されるのは具合が悪いようで、その病棟では再度話し合って全員が挨拶に行くようになりました。

　ところが、今度は、患者さんが病棟を変わられたり、再入院のとき、前とは違う病棟に入院されたりして、「前の病棟では看護婦さんが、毎朝挨拶に来てくれたのに、ここの看護婦さんはそういうことをしないんですか」という声がありました。そんなこんなで、今では全病棟の全看護師が朝一番に挨拶に行くようになりました。

患者さんの顔を一目見てほしい

　朝一番にその日に担当する患者さんに挨拶をするというのは、挨拶だけが目的ではありません。私が、ぜひこれを始めてほしいと思ったのは、ベッドサイドケアを充実したいと思ったからです。朝一番にとにかく患者さんの顔を見に行ってほしいと思ったのです。患者さんの顔を一目見ることで、「今日も変わりなさそう」とか「今日はいつもよりつらそう」というのを視覚でキャッチできます。大

部屋ですと「おはようございます」と言いながらお部屋を見渡すことで、4人なり6人なりの朝の状態を一度に見ることができます。そういう情報をインプットしておけば主体的に申し送りを聞くことができ、仕事の効率化につながります。

　当初は、「申し送りも聞かないで患者さんのところに行けない」とか「いったん患者さんのところに行くとすぐには出られない」などという声もありましたが、救急患者さんへの対応は何も情報がないところから始まるのです。患者さんにきちんと説明をすればいいし、すぐに出られないほど急ぎのケアはそれを優先しないといけないのです。

　何か物事を改善しようとするとき、「ああだからできない」「こうだからできない」と、できないことの理由を探すのがとても上手な人がいます。私たちの仕事は、できないことの理由を探せばいくらでも出てきます。それではいつまでたっても改善はできません。私はそんなとき、「できないことの理由を並べなさいとは言っていない。どうすればできるのかを考えなさい」と言うことにしています。

　当時は、申し送りに要した時間は早くて40分、長ければ1時間でした。朝の8時半から9時半まで看護婦全員が詰所に貼り付けになるのです。「忙しくてケアの時間がとれない」と言いながら、その間ケア機能はストップしていたのです。あの悪しき風習は今では懐かしい思い出話です。朝一番に患者さんに挨拶をすることと、ケアの時間を確保することで、思いやりの心は浸透しつつあります。

　　＜現在の朝のタイムスケジュール＞
　　8時30分：病棟内の連絡事項の確認
　　8時35分：全員が名札を持ってその日に担当する患者さんに挨拶
　　8時40分：深夜からの口頭による申し送り（チーム別）

8時50分：業務調整。時間の自己管理
8時55分：ベッドサイドケア開始

患者さんと共に看護計画を立てる

　もう一つ思いやりの心が伝わるケアの一環として、患者さんと共に看護計画を立てるという取り組みをしました。看護師の自己満足や押しつけではなく、患者さんと相談しながら納得していただけるケアをするためです。

　卒後2年目の若いナースですが、呼吸器を着けた意識のない患者さんの妻と一緒に看護計画を立てました。妻が「看護婦さんはいろいろお世話をしてくださるけれど、私はこの人に何もしてあげられない。この人はお風呂が好きだったから、せめてシャワーでもしてあげる状態になればいいのですが。それはもう無理なんでしょうね」と言われました。それでその妻と共にベッド上でシャワーをするという計画を立てました。ベッドの上に紙オムツの大型のを敷いて、石鹸で洗い、洗髪車を引っ張ってきてシャワーをしたというのです。その妻は、「器械につながれた重症の夫に、もう何もしてあげられないと思っていたのに、看護婦さんと一緒にシャワーをすることができました」ととても喜ばれました。病気の回復に差し支えなければ、可能な限り患者さんや家族の希望を取り入れることです。

　もう1つ、事例です。手術を控えた患者さんと共に術後の看護計画を立てました。その患者さんは、毎日寝る前に石鹸で顔を洗わないと顔がかゆくなるから、手術後も寝る前に石鹸洗顔を希望されました。術後は3日間の安静が決まっていたのですが、その間、ベッド上での石鹸洗顔の計画を患者さんと共に立てました。ところが、その3日のうちで実際に石鹸での洗顔ができたのは1回でした。1日目は患者さんは麻酔の影響でトロトロされていましたから、ナー

スが全面介助で行いました。2日目は患者さんの侵襲が思ったよりきつくて、しんどくて患者さんが拒否されました。3日目は患者さんが希望されたときは、ちょうど他の患者さんの急変と重なってしまいました。少し時間がたって行くと患者さんはもう眠っておられました。

　この患者さんと看護計画の評価をしたとき、ナース側は患者さんとの約束が守れなかったことに対して本当に申し訳がないと思っていたのです。けれども、患者さんは、「3日間のうちで2回できなかったことはまったく問題ではないのです。看護婦さんがそこまで私の希望を聞こうとしてくださったことだけで十分満足しています」という評価をくださいました。そして、何よりも、患者さんと看護計画を共有できたことで、患者さんとの信頼関係を築くことができ、患者さんのニーズに対応できた手応えを感じています。患者さんからは、「看護計画に参加したことで病気や治療、健康に対する関心が高まった」という意見や、「看護婦さんがそこまで患者のことを考えているとわかったことが何よりの収穫でした」という評価をいただいています。

　自分で意思表示ができない患者さんに、家族に確認しないでナースの価値観を押しつけて失敗した事例があります。高齢の植物状態の男性です。髪の毛が伸びてみるからに暑苦しいと感じたナースが散髪をしました。暑いときでしたから「これですっきりしたねえ」とナースたちは満足していました。しかし、面会に来られた娘さんが「ヒャー！　お父さん、どうなったの？　こんなんお父さんと違う」と言ってポロポロ涙をこぼされました。この患者さんは、もともと髪を短くしない人だったそうです。ナースは「勝手に切ってごめんなさい。そこまで考えていませんでした」と平謝りです。娘さんは、「ここの看護婦さんはみんな親切でとてもよくしてくださる

と家族で感謝をしていました。でもこれだけはひどいと思います」
と言われました。家族と看護計画を共に立てていたらこんな失敗は
せずに済んだのです。

看護師は書記をする人か

　3年ほど前のことですが、私の知り合いがある病院で直腸癌の手
術を受けました。大変なことになったというので私が相談を受けた
のですが、患者さんは医師の説明はほとんど理解できていないので
す。「医者の説明は難しくてさっぱりわからん。質問するわけにも
いかへんし…」というわけです。私が、「看護婦は一緒にいなかっ
たですか？」と聞くと、「看護婦さんはおったけど、そばで書記を
しとった」と言われます。私たちが医師の病状説明に同席するのは
書記のためだけでしょうか。私が、「看護婦が一緒にいるのは、医
師の説明を患者さんがどのように受け止められたのか、もっと聞き
たいことはないのか、と患者さんの代弁者になったり、医師の難し
い言い方の通訳をしたり、患者さんや家族を支援するためですよ」
と言うと、「へー、看護婦さんはそんなこともするんですか」とび
っくりされました。

　このことからも、私たちがしていることが患者さんには通じてい
ないことを痛感しました。患者さんは、看護師が何をする人なのか
よくわからないのです。自分たちのためにどんなに役に立ってくれ
るのかがわからないのです。医師の説明の前に、「私も同席します
から、わからないことがあれば聞いてもらえばいいのですよ。その
ときでなくても後でもいいから、一緒に考えていきましょうね」と
言っておけば、「あの看護婦さんに聞いてみよう」と思われるので
す。説明が済んだ後も、「わかりにくい所はなかったですか？」と
尋ねることで、「この人は私たちを支援してくれる人なんだ」とい

うことが伝わって安心につながります。

　医師にも「先生の説明はわからなかったようですので、もう一度説明してください」と言うだけでは、いやみな看護師でしかありませんが、「患者さんにはここのところがわからなかったようですので、このように説明しておきました」と言えば、看護師のサポートがあって医師の仕事が成り立っているということを認識してもらえるのです。ただ黙って医師の後ろに座って記録をしていると、患者さんは「医者の代わりに書記をする人」としか思われません。

　私たちは今まであまりにも黙って黙々と仕事をしすぎたように思います。私たちが何を考えているのかを、患者さんには知らせないで、黙って何気なくすることを美徳としてきました。私たちは「国民のライフサポーター」ですから、患者さんのニーズをきっちり把握して、患者さんの価値観も大切にして「このことは私たちにお任せください」とか、「私たちはこういうことにも責任を持ちます」とはっきり言葉に出して伝えることで、患者さんの自己決定をもサポートしなければならないのです。

他部門の人に思いやりの心を表そう

　他部門の人から「看護婦の言葉がきつい」「看護婦は感情的だ」と言われることがあります。私たちは、患者さんの代弁者として他部門の人にも厳しい注文をつけることがあります。患者さんに対して好ましくないことがあればかなり厳しい指摘をすることもあります。ナース側に「患者さんのためだから、ちゃんとやってよ！」という思いがあります。それが「看護婦は早口でポンポンと押しつけるようにきついことを言う」という評価になっています。それにしても、私たちは同じ職場の仲間である他部門の人に思いやりの心を表すのはよほど苦手のようです。なぜか攻撃的になってしまうので

10　やさしさと思いやりと

す。

「ゴミの分別がきっちりできない看護婦がいる。注意してほしい」と担当者から苦情がありました。私は、「看護婦は人数が多いうえに交替制勤務なので、気付かれたときにその場で注意していただけませんか」とお願いしたのですが、「看護婦さんにそんなこと言ったら逆に怒られます。怖くて言えません。看護部長から言ってください」と言われてしまいました。間違ったことをして注意を受けたときになぜ「ごめんなさい」と言えないのでしょうか。いくら忙しいといっても、それで忙しさが解消するわけではありません。私たちは、自分たちだけが忙しい思いをして働いていると錯覚しているのではないでしょうか。他部門の人もそれぞれの持ち場で一生懸命役割を果たしているのです。「申し訳ありません。ごめんなさいね」と言うのに時間はかかりません。そういうことが他部門の人を思いやる心です。

さわやかな自己表現を……

共に働く仲間を大切にするというのは組織人として基本的なルールです。私がこのように言うと「他部門の人も思いやりがない。私たちにばかり言わないでほしい」という反発を受けます。他者に求める前にまず自分の言動を変えるというのが私の主義です。看護部から率先して思いやりの心を表してほしいのです。看護部は何といっても組織が大きいのです。組織が大きいということはそれだけで他部門の人に威圧感を与えているようです。よほど広い心でやさしく包み込むぐらいでちょうど良いのです。

平成10年度から、教育委員会が行う現任教育の中にアサーティブを取り入れて「さわやかな自己主張」の研修を行っています。平成11年度は、一歩進めて看護部職員全員を対象にアサーティブの講演

会をもちました。そして、兵庫県立看護大学の勝原裕美子先生をお招きして、婦長、主任を対象に日曜日に２日かけて「アサーティブを取り入れたリーダーシップ」の研修をしました。相手の権利を守りつつさわやかに自己表現することが日常化することを願っています。

看護師同士が思いやりの心で接しよう

　看護師同士がギクシャクしていては絶対に患者さんのケアに影響します。相手を大切にすることが思いやりの心の基本です。この方針を上げたとき、スタッフから「婦長からのねぎらいの言葉が足りないじゃないか」とか「上司が思いやりがないじゃないか」という意見がたくさん出ました。それはそれで管理者として部下への思いやりの表現を工夫しなければなりません。しかし、看護師同士の思いやりには、「ご苦労さん。大変だったね」というねぎらいの言葉ももちろん大切ですが、もっと大切なのは、相手を尊重し、相手の可能性を引き出すことです。看護師同士が成長への手助けをし合い、お互いに職場にとってなくてはならない存在として認め合うことです。

成長できるチャンス

　私たちは同じ目的のために働く組織の一員です。仲良しグループではないし、おしゃべりグループでもないのです。組織の中で働く専門職として果たさなければならない役割と責任があります。組織の目標達成のためと、お互いの成長のためには、心地よいことだけを言って済ませるわけにはいきません。
　人は、自分にとって心地よいメッセージは気持ちよく受け入れられますが、心地よくないメッセージ、すなわち、叱られたり注意さ

れたりするのは受け入れにくいものです。この心地よくないメッセージを自分がどのように受け入れるかで、成長の度合いが違ってきます。人に注意を受けて腹を立てている人や、相手を恨みがましく思っている人、また、言い訳ばかりを並べたてている人や、必要以上に落ち込んで憂鬱になっている人を見ることがあります。それでは不愉快なだけで自己の成長にはつながりません。自分が「成長できるチャンス」と受け止めたほうが自分のためだと思うのです。もちろん叱り方や注意の仕方に思いやりがなければなりません。「あなた一人を責めているのではないよ。一緒に成長しようよ」という気持ちで接することが看護師同士の思いやりであり、注意を受けたほうも「言いにくいことを言ってもらってありがとう」という謙虚さをもつことが、自分を成長させる出発点であるし、注意をしてくれた人への思いやりだと思うのです。

　Dr.ウエイン・W・ダイアー氏は『賢明に生きていますか？　自分の人生』の中で、「自分の成長に役立ちそうな事実を提供してもらったら、たとえそれが気に入らない事実であっても、提供してくれた人に感謝するべきだ」と言っています。看護師同士の思いやりで、お互いの成長を支援し合える自律した集団でありたいと思っています（このことについては、「15章」やりがい支援の個人目標管理で詳しく述べます）。

11　病院ボランティアの導入

　1997年（平成9年）の初めに、地域のボランティアグループから「病院でボランティアをしたい」との申し入れを受けました。当時、私自身がボランティア活動への関心が薄く、ボランティアを受け入れることが本当に患者さんのサービスにつながるのかという点で疑問を感じていました。患者さんのプライバシーが守れるのか、第三者がかかわることで患者さんに精神的な負担をかけるのではないか、職員との間でトラブルが起こるのではないかという不安もあり、申し入れを受けるか否かで迷いました。それで、ボランティアさんたちの集会に参加させてもらうことにしました。私が不安に感じていることをそのまま伝え、ボランティア活動としてどんなことをしたいと思っておられるのかを聞かせてもらい、お互いの立場を理解し合うために何回も話し合いを重ねました。

　私は、患者さんに必要なサービスは病院職員の手で行うべきだと思っています。ボランティアは無償で人の役に立ちたいという精神です。ボランティアに職員の肩代わりをさせてはいけないと思っています。そのことを職員が十分認識しておかなければなりません。私たち職員が、安易な気持ちでボランティアを導入すると、面倒なことはボランティアさんにお願いしようということにもなりかねません。

　しかし、患者さんに必要なサービスは病院職員の手で、と言っても限界があります。現にサービスを必要とする患者さんがおられて、無償で人の役に立ちたいという人があるなら、病院はその活動を支援し、活動の場を整え、患者さんのサービス向上を図るべきだと考

えるようになりました。

　幸いボランティア活動に協力的な医師がいましたので、その医師とも相談しながら、6カ月の準備期間をもちボランティアの受け入れ態勢を整えることにしました。

　当院では毎年「看護の日」に、一般市民に看護を理解してもらうためのイベントの一環として、「一日看護部長」と「一日婦長」を体験してもらっています。この年は、病院でのボランティアを志望しておられる人たちを招いて「一日看護部長」と「一日婦長」の体験をしてもらいました。病院という特殊な環境の中で、患者さんがどのような生活をしておられるのか、私たちがどのような思いで看護をしているのかを理解してもらい、ボランティア活動の参考にしてもらいたいと考えたからです。この体験を通して病院でボランティアをすることへの意欲がさらに高まったようです。

　次に、10年前から病院ボランティアを受け入れているN病院へ研修に行きました。研修には、看護師だけでなく、医師にも事務職の人にも参加してもらい、ボランティアを志望しておられる人にも全員参加してもらいました。また、日本病院ボランティア協会の顧問である楢崎先生をお招きして、ボランティア活動についての講演会をもち、病院職員全員がボランティア活動を正しく理解し、その活動を支援する体制を整えました。

　ボランティア室の確保や制服の調達、健康管理、事故発生時の対応などを考えると、看護部としてではなく、病院としてボランティアを受け入れるという体制づくりが必要です。事務部からも積極的な支援が得られ、幹部会議や運営会議で了解が得られ、平成9年10月から病院ボランティアの活動が始まりました（ボランティア規程は別記のとおりです）。

　当面は、外来が活動の場です。外来の受付での受診手続きや、再

来機の操作で困っておられる患者さんの手助けをしたり、お母さんが診察を受けておられる間、赤ちゃんを抱っこしたり、お年寄りの車の乗り降りを手伝ったり、車椅子の空気をチェックしたりしていただいています。ボランティアを導入して丸5年が過ぎました。患者さんからはとても喜ばれ、ボランティアさんからは「教えられることがたくさんあり、自分自身の成長になります」と言っていただいて、とてもいい形でボランティアの導入ができたと思っています。ボランティアさんからの感想文を図表11に紹介します。ボランティアさんと病院の窓口は看護部次長が担当し、毎月定例で開かれるボランティア連絡会議にも欠かさず出席しています。医療者とボランティアさんの情報交換の場でもあり、私たち病院の職員が気づかないことを教えていただく機会にもなります。例えば、玄関前の点字ブロックの上に自転車が何台も駐輪してあって危険だとか、タクシーの停車位置がリフトカーを利用する人の迷惑になっているなど、患者さんの視点で提言をいただけるので改善することができます。

　月曜日から金曜日の午前中、毎日2〜3人が交替で活動されています。高齢の患者さんは、「ここはボランティアさんがいてくれるから1人で来ても安心」という声もあり、また、病院に受診に来てボランティア活動を知り、そのままボランティアを申し込まれる人もいます。

　ボランティアさんから「患者さんへの対応だけではなく、単純な手作業をさせてもらえないか」という申し出がありました。ボランティアさん同士が単純な手作業をしながら情報交換をしたり、お互いの心をケアし合う場にしたいということです。「ボランティアに職員の肩代わりをさせない」という私の考えに変わりはありませんが、ただ単におしゃべりをする場ではなく、ボランティア同士がお互いに心のケアをしあう場づくりという考えに立つなら、おしぼり

や清拭用タオルのローリングなど単純な手作業をしてもらってもいいのかなと考えてやってもらうことにしました。

　足が不自由なので立ったり歩いたりはできないけれど、椅子に座ってできる仕事をさせてもらえないかとの申し出がありました。この方には、机と椅子を用意して入院カルテのセット組みや、書類の整理をしていただいています。ナースたちも通りがかりにねぎらいの声をかけたりしますから、「看護婦さんに元気をもらって気持ちよく仕事をさせてもらっています」と言われます。

　小学校・中学校が福祉活動の一環として、病院を見学したり現場で働く人にインタビューを体験したりしています。小学生や中学生がボランティアさんにインタビューする場面もあり、病院ボランティアの活動を目の当たりにして、無償で人の役に立つことの意味を理解してもらえていることがうれしいです。

　なお、三木市民病院ボランティア受け入れ規程については、図表12を参照してください。

図表11　ボランティア活動を振り返って（感想）

● 外来の案内、再来受付の機械操作の援助、車椅子利用の方のお世話など、どれも緊張の連続でしたが、今はだいぶ慣れました。いろいろな方が、病気の苦しみ、介護の悩み、薬のこと、待ち時間が長いことなど話されるとき、だれかに話を聞いてもらいたい、不満を聞いてもらいたいという思いが伝わってきます。病気のときはだれでもひどく落ち込みますので、話すことによって少しでも患者さんの気持ちが和み、潤いが生まれればと思います。そのためにも、もっと自分を磨いて成長しなくてはと思います。小さな活動でも、細く、長く、続けられたらと思っています。

● 私は、母に付き添って病院に行ったときに、何とも言えない気持ちを味わったのがこのボランティアに参加するきっかけです。忙しく患者さんの処置をしていく看護婦さんに、検査の場所を聞くのがためらわれたりして、このようなちょっとしたことを聞ける人がいたら……と思いました。そんなボランティアをイメージしながらの参加でしたが、病院内でのボランティアとして、できることとできないことがあることもわかりました。相手の言われることがわかりにくかったり、伝え方がまずくて迷惑をかけたりという中で、適切な言葉で伝える訓練をしています。ミーティングでは、参加者同士の意見交換や、戸惑ったことなどを具体的に話せ、また、調整役の次長さんも毎回参加してくださり、そのときの問題にも答えてくださり安心です。お役に立っているのかしら……。と思うのですが、「ありがとう」という言葉を励みに気持ち良く参加させていただいています。

● 病院側の温かいご理解、ご指導により私たちの活動が気持ちよくできることを感謝しています。月1回の看護次長さんが出席してくださる定例会で、それぞれの人が思ったり感じたりしたことを話題に全員で話し合い、それに次長さんがその場で答えてくださり、病院側の改善できる所は改善しようという姿勢が伝わり大変心強く思っています。患者さんも、私たちを身近に感じてくださるようになりました。これからも、いつも笑顔で、より深く温かみのある活動を続けていきたいと思っています。5月の「一日看護体験」は、私にとってこれからの生き方にかかわるような有意義な体験でした。

● ボランティアが始まって半年、やっと慣れて少しは自信がついてきたところです。患者さんから「ありがとう」「お世話になりました」の言葉をいただくのはもちろんとてもうれしいのですが、私は、自分で納得のいくお手伝いができたと思える日がとてもうれしいのです。自分の気持ちが優しくなれる2時間半に感謝しながら続けていきたいと思っています。

● 病院ボランティアが始まって8カ月が過ぎようとしています。初めは、患者さんと目が合っただけで下を向いてしまったり、ただ立って挨拶をすることしかできませんでした。病院の流れにも戸惑い迷惑をかけたこともありました。私は月に2回しか参加できませんが、皆様から「ご苦労さま」「ありがとう」と言われたとき、「とんでもない。こちらこそありがとう」と感謝したいです。皆様の優しい気持ちに包まれて、これからも細く長く続けたいと思っています。

図表12　三木市民病院ボランティア受け入れ規程

　　（総　則）
第1条　この規程は、ボランティアの受け入れに関して必要な事項を定める。
　　（担　当）
第2条　ボランティア受け入れ担当部署は看護部として、調整役（コーディネーター）は看護部長が指名する。
　　（調整役）
第3条　調整役は、ボランティア活動が円滑に行えるように調整することを任務とする。
　　（受け入れ）
第4条　ボランティアの受け入れについては、診療部、看護部および管理部の職員のうちから病院長が指名するものが、面談の上、決定するものとする。
　　（配　属）
第5条　ボランティアの配属に当たっては、ボランティアの性格、能力および要望をよく理解し、配属するものとする。
　　（ボランティアの活動内容）
第6条　ボランティアの活動内容は、活動時間等は、ボランティア代表と協議の上、ボランティア委員会（以下「委員会」という）に諮り、決定するものとする。
　　（健康診断）
第7条　ボランティア受け入れの際は、必要に応じ、健康診断を行うと共に、年1回定期健康診断を実施するものとする。
　　（運　営）
第8条　ボランティアの運営については、ボランティア会員に一任するものとする。
　　（委員会）
第9条　ボランティア活動の円滑化を図るため、委員会を設置し、重要な事項について審議する。
2　委員会に次の委員を置く。
　　委員長は看護部長とし、委員は診療部および管理部のうちから病院長の指名するもの、調整役およびボランティア責任者をもって構成する。
3　委員長は、必要に応じ、委員以外の者に出席を求め、意見を聞くことができる。
　　（ボランティア活動の状況報告）
第10条　調整役は、年1回年度末にボランティア活動の状況を、病院長に報告するものとする。
　　（その他）
第11条　ボランティアは、院内において、宗教、政治等これに類する活動の一切を行ってはならない。
　　　附　則
　この規程は、平成9年7月1日から施行する。

12　医療の中の顧客満足

　医療ＣＳ（Customer Satisfaction　顧客満足）という言葉は、私たちにはすっかり耳慣れた言葉になりました。当看護部では、平成10年度から医療ＣＳの考え方を看護部基本方針にとり入れています。医療ＣＳは、患者さんの満足を高めるのが本筋ですが、職員の満足と組織の満足を抜きにして患者さんの満足はなりたたないといわれています。職員の満足とは、私がいうところの、看護師自身が働きがいが感じらるということに通じますから、医療ＣＳの考え方は私の看護理念と一致することになります。ただ、私は最近まで組織（病院）の満足というところはそれほど重用に考えていませんでした。しかし、昨今の厳しい医療情勢を見ますと、これも抜きにするわけにはいかないと思っています。医療ＣＳは、患者さんの満足、職員の満足、病院の満足をバランス良く向上させることです。平成10年度の看護部基本方針は下記のとおりです。

　　平成10年度看護部基本方針
- 患者さんに満足していただける看護を実践しよう
　　（ＣＳ：Customer Satisfaction　顧客満足）
- 専門性を高めやりがいのある看護を実践しよう
　　（ＥＳ：Employee Satisfaction　職員満足）
- 経済性を考えた効率のよい看護を実践しよう
　　（ＨＳ：Hospital Satisfaction　病院満足）

　病院全職員に提示した基本方針の主旨説明は図表13のとおりで

図表13　平成10年度　看護部基本方針

1　患者さんに満足していただける看護を実践しよう
　　ＣＳ（Customer Satisfaction）…顧客満足

2　専門性を高めやりがいが感じられる看護を実践しよう
　　ＥＳ（Employee Satisfaction）…職員満足

3　経済性を考えた効率の良い看護を実践しよう
　　ＨＳ（Hospital Satisfaction）…病院満足

〈趣旨〉
1　最近は、医療の現場でも、ＣＳ（Customer Satisfaction、顧客満足）という言葉がさかんに使われるようになりました。患者さんをお客様としてもてなすという考え方です。病気や障害をもって辛い思いで来られる患者さんに、満足していただけるもてなしが求められています。患者さんとの関わりの中で、患者さんの心をどれだけ癒やすことができたか、患者さんの心をどれだけ満足させることができたかが問われています。私たちはそのことを意識した上で、患者さんの不安な気持ち、情けない気持ち、腹立たしい気持ちをそのまま受け入れ、患者さんと共に病気と立ち向かうことです。そして、患者さんの心がホッとして、やさしくしてもらえたと思っていただけるかかわりをすることが、患者さんの満足につながると考えます。

2　看護者として患者さんの満足を高めようとするとき、その中に高い専門性がなければなりません。私たちが専門としているのは、「診療の補助」と「日常生活の援助」です。それらの専門性を高め、患者さんに、より安全でより安楽な看護を提供しなければなりません。患者さんの満足は、ＥＳ（Employee Satisfaction、職員満足）を抜きにしては考えられません。ＥＳがなければ、患者さんへのこまやかな配慮が欠けてしまうからです。自分を高めること、自分に自信がもてることで「やりがい」が感じられ、ＥＳを高めたいと考えています。

3　ＨＳ（Hospital Satisfaction）も患者さんの満足を実現するための大事な要素です。一人ひとりが病院を支えていることを認識し、効率の良い看護を実践することは、患者さんの満足と、病院の発展につながり、ひいては私たちの職場である病院を守ることになります。

三木市立三木市民病院　看護部

す。

医療ニーズの変化

　つい最近までの医療の目的は患者さんの「命を救う」ことでした。医師もナースも患者さんの命を救うことに懸命でした。医療が命を救うことを目的にしていた時代は、「危ないところでしたが命はとりとめました」と言えば、患者さんは「ありがとうございました」と満足できたのです。今ほど救命医療が発達していませんから、命が助かれば、少々痛い目に遭おうが、少々つらい目に遭おうが、「助かった」という結果だけで患者さんは満足できたのです。今はどうでしょうか。

　今ももちろん、患者さんの命を助けることが最優先されなければなりませんが、医療技術は進歩していますから、少々の病気や怪我では命は助かります。とりあえず命は助かるけれど、助かった命は病気や障害をもったまま生活しなければなりません。しかも、寿命が延びていますから病気や障害をもって生活する期間が長くなったのです。

　平成7年に厚生省は「医療はサービス業」と位置付けています。医療ＣＳが医療界で話題になり始めたのはこのころからです。私は、医療ＣＳという言葉を初めて知ったとき、医療はサービス業、患者さんは消費者という発想、患者さんをお客さまとしてもてなすという考え方に疑問をもったものです。それまでの私たちは「医療はサービス業ではない」という教育を受けてきました。医療は施しを与えるという考え方でした。私を含む多くの医療者が、医療に対する考え方の根底に、患者さんは「してもらう人」私たちは「してあげる人」という考えがあったことは否定できません。医療界全体がそういう風潮で成長してきたという歴史的な背景もあり、医療はサー

ビス業、患者さんはお客さまという考え方が受け入れにくかったのは事実です。

　しかし、考えてみますと、日本経済は成長を遂げ、人々の価値観は変わりました。「物」の時代から「心」の時代に入ったといわれる昨今、医療ニーズも多様化し、患者さんはお客様という考え方は当然のなりゆきではないかと思えるようになりました。

　一方で、国民の医療費は高騰し、日本の経済を圧迫するようになりました。厚生省は医療費抑制政策の中で在宅医療を推進しています。医療の方向性の転換で、病院が、病気が治るまでの「自己完結型」から病気や障害をもった人の「一時的な通過施設」として位置付けられるようになりました。医療者には、専門家としての確かな知識と技術で効率の良い医療を行うことに加えて、患者さんを生活者として支援することが求められるようになりました。そのプロセスでの医療者のかかわり方が問題になってきたのです。

　そのうえ、患者さんの自己負担金が増えました。少し前までは保険証さえ出せば無料で医療を受けられた人が、医療費の一部をその場で負担しなければならないのです。その自己負担の額が増えているのですから、患者さんの自己主張が強くなるのは当然のことです。今までじっと我慢された患者さんが、しっかり自己主張されるようになったのです。

　しかも、医療経済は冬の時代といわれるように、病院の経営状況が非常に厳しくなりました。医療事故が次々に表面化する現在、患者さんに信頼され、選ばれる病院でなければ病院の存在そのものが危ういのです。そのように考えたとき、医療者が治療やケアを"してあげる"という姿勢から"受けていただく"という姿勢に意識変革をしなければなりません。一般企業の洗練されたサービスに比べて医療現場のサービスは立ち遅れているといわれるゆえんは、「主

体は患者さん」という認識が不足しているからです。

　とは言っても、医療現場では、患者さんが期待されている医療を提供できない場合があります。苦痛を伴う治療をしなければならないこともあるし、人生を狂わしてしまうほど重大な事実を告げなければならないこともあります。患者さんが必要と感じておられなくても、医療を提供する側が必要だと言わなければならない場合があるのです。私たちはそのことを十分認識し、心理面での配慮をした上で、真に患者さんの利益を優先しなければなりません。

　私は、婦長会や主任会、院内の研修会を通じてこのような話を何回も繰り返し、「してあげる」から「受けていただく医療」への意識改革を促しました。

　患者さんに満足していただける看護を実践することの基本は、前述したような状況を踏まえたうえで、専門的知識と技術を生かした心のこもった看護を提供することです。そして、そのプロセスにおいては、普通人としての常識をわきまえ、患者さんを一人の人間として尊重しなければなりません。常識とは、社会人として、普通に挨拶ができ、普通の礼儀作法を身に付け、普通のコミュニケーションがとれることです。これは人を対象として仕事をする者の最低条件です。そのうえで患者さんの価値観を重んじ、気配り心配りが感じられ、心がホッとする温かみのある対応でなければなりません。

医療CS委員会

　当院では、平成9年に看護部職員を対象に「医療CS」の研修会を、また、婦長主任を対象に「医療CSを推進するためのリーダーシップ」の研修会を持ちました。そして、平成10年4月に「医療CS委員会」を発足しました。委員会には、各所属から委員を出し毎月1回の定例会の中で、患者さんの満足向上への取り組みをしてい

ます。委員は、自分の所属の医療CS推進者としての役割を担っています。平成10年度は、医療CS委員会の前身であるエチケット委員会が行った「患者さんの満足度調査」を分析し、所属ごとに重点目標を上げ、対策を立てて改善に取り組みました。その後は、先に述べた「幼児言葉と尻なし言葉の追放」など、主に接遇面で患者さんに「大切にされたと思っていただけるかかわり」に取り組んできました。

患者さんと看護計画の共有は必須

「10　やさしさと思いやりと」の中で述べましたように、当看護部では、患者さんと看護計画を共有するという取り組みをしています。インフォームド・コンセントや情報開示が話題になる昨今、患者さんに見えないところで看護計画を立てるのではなく、患者さんと相談しながら患者さんの同意の下に看護を進めたいと思ったからです。

病棟での年度目標としてこの取り組みを始めた当初は、年度内に1人何例以上とか、チームで何例以上という計画から始めています。また、看護計画のすべてを患者さんと共有するのではなく、清潔援助に関してはその方法や時間に患者さんの希望を取り入れる、リハビリについては患者さんと一緒に考えるなど、できることから始め、事例を一つひとつ評価しながら無理のない程度に発展させるというやり方が、計画倒れしない方法だという考えの基に、現場の主体性を尊重して見守ってきました。

それはそれで間違いではなかったし、一歩一歩症例を増やし、その過程で多くの学びを得ながら、看護師自身が手応えを感じて成長しているのは確かですが、社会のニーズはもっと先を行っています。まだまだこちらの独りよがりで、できたら良し、できなければそれ

でも良し、看護師個々の力量に合わせて無理のない程度にやるというのでは社会のニーズに対応できていません。

　平成14年8月に病院機能評価を受けました。機能評価では、「適切な看護ケアの提供」の項目はすべてが5段階評価の3でした。看護ケアの提供にあたって患者や家族が尊重されているかという項目に対して、看護記録からは、患者や家族から同意を得ていることの確認はできなかったと評価されています。看護の継続性が保たれているかという項目も、退院後の生活を考慮した看護計画の記述が少ないというコメントでした。看護過程を展開して看護ケアが提供されているかという項目も、患者の生活や術後の見通しに関する情報が少ないというコメントでした。

　ということは、病院機能評価側は、看護計画には患者さんや家族の同意を得なさいと言っているのです。そして、それをきちんと記録に残しなさいと言っているのです。同意を得るということは、看護師の思い込みや独りよがりではダメですよ。看護計画は患者さんに開示しなさいと言っているのです。

　機能評価で指摘されるまでもなく、事前の自己評価の段階でその部分が当看護部の一番の弱みであることはわかっていましたから、主任会で「看護計画の開示に向けて取り組むグループ」と「クリティカルパスを推進するグループ」に分かれて、ワーキンググループを立ち上げて取り組んでいます。看護計画開示グループは、患者さんと共に看護計画を立てるときのマニュアルを作り、その進め方の講座をシリーズで開いてきました。

　平成15年度からは、主任のワーキンググループと医療CS委員会が合同でプロジェクトチームを立ち上げ、患者さんの満足向上のために実質的な活動をする予定です。国民のライフサポーターとして、一人ひとりの患者さんが「どうなりたいと思っておられるのか」に

焦点を当て、患者さんの回復意欲を引き出し、患者さんの意思を尊重した看護計画を患者さんと共に立て、それを患者さんに納得していただける形で提供するための積極的な取り組みです。

人間の尊厳を忘れない

　患者さんの声の箱に投書がありました。「私は両手が使えない。看護婦さんに食事を食べさせてもらっている。ちょうど看護婦さんの休憩時間と重なるのか、いつも途中で看護婦さんが交代される。それは悪いことではないが、看護婦さんは交代されるとき、いつも次の人に向かって『すみませんがお願いします』と言って交代される。私の食事がなぜ『すみません』なのですか？　それを聞くたびに私はとてもつらい」というものです。私たちは、職員同士の礼儀として「すみません」と言っているのですが、「すみません」という一言で患者さんの心をこんなにも傷つけているのです。患者さんが主体ということを忘れているのです。

　別の患者さんの声です。「見舞い客がいるのに、看護師が不用意に患者の布団をめくった。オムツが丸見えになった。本人は意識がはっきりしていないが、知ったらショックを受けるだろう。家族としてはとてもショックだった。見舞い客には『見なかったことにしてくれ』と念を押したが、とてもせつなかった。看護師にとっては何でもないことかも知れないが、何とも言えない気持ちになった。看護・介護のありかたを研修してもらいたい」という声でした。まったく言われるとおりで、人の尊厳を無視した行為です。

　また、別の声です。「看護婦さんが何か処置をして出て行くときに、お尻が当たってテレビの台が動いた。その看護婦さんはちょっと振り向いたけど、そのまま出て行った。私は動けない。テレビは横を向いたまま。私は『イヤな患者と思われたくない』から、そん

なことでナースコールは押せない。あのテレビが私の唯一の楽しみだったのに、情けなかった」ということでした。

　どの声も医療の現場で日常的に起こっていることではないでしょうか。人間の尊厳を守るということは、そう簡単にいえることではありません。しかし、看護を提供する側の配慮が足りないのは事実です。医療はサービス業という考え方には、医療を提供する側と受ける側では、まだまだギャップが大きいようです。そのギャップを埋める努力をしない限り、患者さんの満足を高めることはできません。

心がホッとする場所

　最近はアメニティー（amenity）の高い病院作りが盛んです。アメニティーは、物理的な快適さ、設備面での居心地の良さと訳されることが多いようですが、辞書によると、アメニティーは、「場所・気候の快適さ」の他に、「人の感じの良さ」とも書いてあります。アメニティーの語源は、ラテン語のアモエニタス（amoenitas）で、その意味は、「心がホッとする場所」です。心がホッとして、人間的なぬくもりが感じられる場所という意味です。アメニティーの複数、アメニティーズ（amenities）は「礼儀」という意味にも使われています。類似語としてアメイノン（ameinon）という言葉がありますが、「美しい心」という意味だそうです。

　物理的にどんなに良い設備を作っても、そこにいる人たちが美しい心を持つ人格者で、思いやりや配慮が感じられ人間的なぬくもりが感じられなければアメニティーが高いとはいえないのです。しかも、病院は医療の場ですから、患者さんにホッとした安らぎを感じてもらうだけでは役割が果たせたとはいえません。さまざまな健康レベルにある人に最適な医療を追求することは当然のことです。

医療者の非常識

　知り合いの高齢者が入院されました。「看護婦さんは朝から患者の体を拭くのか。朝の10時にいきなり入ってきて『体を拭きましょう』と迫ってくるのには驚いた。無理やり裸にされるのかと身構えたよ。後で自分でやるからと断ったがね」ということでした。私自身にも身に覚えのある行動です。

　私たちは「体を拭きましょうか」と言ったときは、もう有無を言わさず清拭の体制で患者さんに迫っているのです。初めて他人に身体の清潔をゆだねなければならない患者さんの心理には考えも及ばず、清拭というルーチンの業務をこなすことしか頭にないのです。それが患者さんの普段の生活リズムとどれほど違うかはおかまいなしなのです。非常識としかいいようがありません。しかもこの患者さんは前日入院されたばかりです。

　私たちはそれほど潔癖症なのでしょうか。人が健康に暮らすためには身体の清潔は大切です。しかし、その患者さんの皮膚がよほど汚れている場合は別にして、1日か2日様子を見るとか、患者さんの意向を確認したうえで、「ご希望のときはいつでも熱い蒸しタオルが準備できます」と説明をしておけばいいと思うのです。可能な限り患者さんの選択の自由を優先したいものです。この患者さんの場合は「何かお困りのことはないですか？」声をかけるほうがよほどニーズに合っているのです。私たちは提供するサービスの質をはき違えて、自らを忙しくしています。

看護は商品です

　そもそも「医療ＣＳ」は顧客満足という意味ですから、患者さんは消費者という考え方、患者さんはお金を払って医療や看護を買い

に来られるお客様という考え方です。私たちは看護という商品を売っていることになります。

　日本の医療費は、診療報酬制度で価格が統制されています。この手術をすればいくら、この検査をすればいくらというように、日本国中、北海道から沖縄まで、どこに行っても同じ値段です。入院基本料は、看護師の配置数によって値段に多少の差はありますが、それでも2：1なら2：1で、2.5：1なら2.5：1で全国一律です。病院のきれい汚いにかかわらず、そこで提供される看護の良し悪しにかかわらず看護料は全国一律です。価格競争はできない仕組みです。消費者は同じ値段なら質の良い物を買いたいと思います。患者さんも同じ値段なら質のいい医療を受けたいと思われるのは当然のことです。

　「看護は商品」という考え方も私自身がなかなか受け入れられませんでした。私は、商品といえば形のある品物だと思っていました。ところが、商品とは、「対象のニーズを充足する物やサービス」のことをいうそうです。看護は患者さんのニーズを充足することですから、間違いなく商品になるわけです。

　看護という商品が一般の商品と違うところは、物体ではないということです。看護は、私たちが行う行為そのものが商品になり、行った瞬間に商品の質が決まります。患者さんからすれば、看護を受けてみないと商品の良し悪しはわからないのです。要するに看護という商品は、生産と消費が同時に起こるという特徴があります。そして、その商品の質をあげるのも下げるのも、商品を生産する看護師次第ということです。看護師個人の技術なり看護観なりが、商品の質を決めていることになります。洗髪ひとつとっても、手際の良い看護師が上手に洗髪するのと、手際の悪い看護師が荒っぽくするのとでは「商品の質」が違うのです。患者さんへの対応の仕方、言

葉遣い、タッチングの仕方、私たちが行っている行為すべてが商品の質を決めているのです。

　５年も前に当院であったことですが、「あの看護婦さんに坐薬を入れてもらったら痛い」という患者さんからの苦情がありました。だから、その看護師が担当のときには坐薬を使わずに我慢するんだと言われるのです。坐薬といえども痛くないように細心の注意をするのが質の管理です。私たちは今までそういうことに無関心すぎたのでないかな、と思っています。痛み止めの坐薬なら、薬の効果で痛みがとれればそれでいいという考えがなかったかな、と思うのです。患者さんは坐薬を痛くないように入れてほしいというニーズがあります。看護師の技術の未熟さや配慮のなさで痛い入れ方をされたらたまりません。これは看護の不良品です。

　一般の消費者なら、不良品は買わないし、苦情を言ったり、取り替えたりできます。患者さんは技術の未熟な看護師からケアを受けても、荒っぽい扱いを受けても、「不良品だから取り替えてくれ」とは言えないのです。「今のケアは質が悪かったから安くしてくれ」とは言えないのです。しかも同じ料金を払わなければならないのです。私たちが細心の注意と配慮で「痛くない坐薬の挿入の仕方」の技術を磨くことが「商品の質を保障すること」になります。そして、「痛くなかったですか？」と尋ねることで、自分が今売った商品を評価することができるし、「痛くないようにと気を使ってくれている」ということが患者さんに伝われば、坐薬を入れるという商品に付加価値がついたことになります。

　私たちは「絶対に不良品は売らない」ということにもっと真剣でなければいけないのです。そして、私たちは、いつ、だれが注文を受けても、同じ質の商品が提供できるように品ぞろえをしないといけないのです。優良品あり不良品ありで「何が当たるかわかりませ

ん」では患者さんは安心できません。

　最近、お父さんを肺がんで亡くされた家族の声です。ある一人のナースの名前を上げて、「○○さんは、吸引が上手だった。あの人が来てくれたら僕らもホッとしたけど、吸引の下手な人のときは、患者が苦しがって苦しがって、側にいるのもつらかった。そのくせ吸引しても少しも楽にならんのや。吸引は看護婦さん、もっと上手にできるように訓練してほしい」ということでした。吸引の技術が人によって違うというのは非常に具合が悪いです。私たちが提供する看護に、当たり外れがあってはいけないのです。消費者である患者さんは、良い商品と悪い商品を見極める目を持っておられます。

　私たちは、日々行っている商品をチェックし、品質改良をして、良い商品を品ぞろえしておかなければなりません。一般企業では品質管理部門が一番重要な部門だそうです。私たちは今まで品質管理という意識が希薄でした。それが医療の信頼が揺らいでいることの原因ではないかと思うのです。

患者体験で見えたこと

　不覚にも体調を崩して1週間も仕事を休んでしまいました。左の後頸部から肩にかけて痛みが強く、頭を持ち上げることができないのです。10年前に乳癌の宣告を受けたという前歴がありますから、いよいよ頸椎に転移したのかとヒヤッとしました。近くの診療所の医師が「急に痛みがくるのは癌の転移が考えられる」と言いました。ボルタレンでは痛みがとれず、結局、私が勤める病院に受診してMRIを撮ることになりましたが、3時間の待ち時間です。痛くて痛くて身の置きどころがありません。やっとの思いでMRIの順番が来ましたが、ここでも痛くてあの堅い台に頭を水平に固定できないのです。技師が「痛み止めをしてもらってからにしましょうか」と

言ってくれましたが、それではまた順番が遅くなるのです。早く済ませたいとの思いで、痛いのを我慢してやってもらいました。結果を聞くまでの時間がまた長いのです。癌転移の告知を受ける姿を思いながら悶々と時間が過ぎました。最初の診察の時、医師が「レペタン坐薬を出します」と言ったのを思い出し、先に支払いを済ませて坐薬を入れようと思いました。会計窓口に行くと「会計票がまだ来ていません」と言うのです。そうなのです。そこが患者の思いとズレがあるのです。これはシステムの問題ですからナースを責めるつもりはありませんが、診察がすべて終わらないと支払いはできないし、支払いを済ませないと患者は薬がもらえないのです。

　10年前に乳癌のプローベをしたときのことを思い出しました。局所麻酔下での手術はとても痛かったのです。本当に脂汗がにじむ思いでした。やっと手術が終わって早く痛み止めを飲みたいと思ったのですが、会計の待ち時間が20分、支払いを終えても薬の待ち時間がまた40分、患者はその間じっと痛みを我慢しなければいけないのです。せめて痛み止めだけでも早く患者の手元に届くようにはならないのでしょうか。私たち健康者がいかに患者のニーズに応えられていないかを痛感しました。

　医療の中の顧客満足を考えるとき、私たち医療者がしていること、考えていることと、医療を受ける立場の患者さんが望んでおられることにはまだまだギャップがあります。患者さんの満足を高めるということ自体が非常におこがましいことなのかもしれません。せめて不快にさせない、不安をつのらせない、不満を感じさせないかかわりがしたいものです。

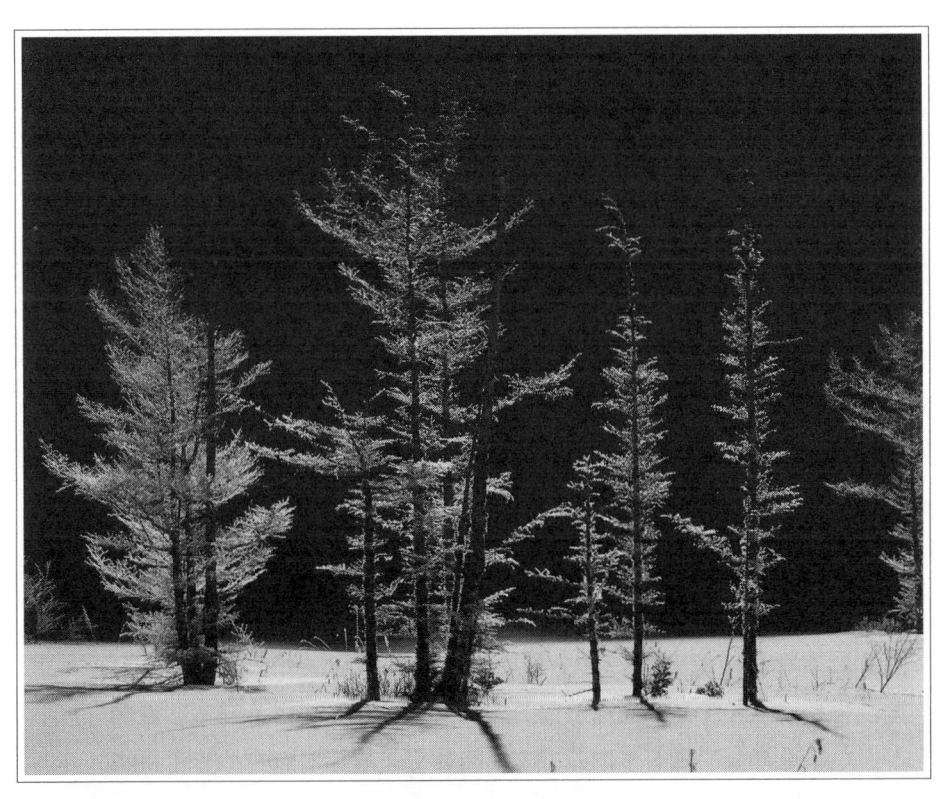

樹々光る（上高地）

13　病院経営における看護部の役割

　当看護部では、医療CSの考え方を看護部基本方針に掲げています。医療CSは、患者さんの満足と職員の満足と病院の満足をバランスよく向上させることです。病院の満足とは、病院の知名度が上がる、病院の評価が上がる、病院が発展する、病院が経営上成り立つということではないかと思います。

経済を無視しては通れない

　当看護部では「病院が経営上成り立つ」ために、看護師一人ひとりがどう参画していくかを課題にしてやってきました。私たちは、今までも看護師としての責任を果たし病院経営に参画してきたのは事実です。しかし、私たち自身の中に経営に参画しているという意識はありませんでした。

　今までは「患者さんのために」ということを大前提に掲げてやってきたのです。経済的なことは無視して、無視してというより、医師や看護師が経済的なことを言うのは不謹慎な気さえしていました。今までの医療保険制度では、医療を行う側も受ける側も、経済のことは無関心で過ごせたのです。医師も看護師も教育の中で経済のことは教えられませんでした。医療は経済を追求しないことが基本でした。患者さんに良い医療を行うためなら時間をどれだけ使うか、材料にいくらかかるかは問題にしていませんでした。病院が少々赤字でも「私たちには関係のないこと」として高度先進医療を目指してきました。しかし、考えてみると何をするにも経済を無視して成り立つはずがありません。私たちの生活の中でも、少しでも

無駄を省いて少しでも安くて良い物を手に入れるのが生活のやりくりの基本です。

　国民の医療費は毎年上昇を続け、日本経済はパンク寸前だともいわれるなか、厚生労働省の医療費抑制政策で病院の経営が非常に厳しくなりました。今まで、まあまあそこそこやっていた病院は軒並み赤字経営に転落しています。平成14年の診療報酬改定はマイナス改定ですから、よほどの経営努力をしなければ病院の存続さえも危ういのです。病院が経営上成り立つために、医師や看護師も経済を無視しては通れなくなりました。

病院経営への目覚め

　当看護部では、平成6年度の看護部基本方針の一つに「経済性を考えた効率の良い看護を展開する」を挙げたのが、経済性を考える最初の取り組みでした。婦長会でこの方針を提案をしたとき、婦長たちから「看護の現場で経済性のことを持ち出すのは職員のやる気を損なうことになる」という反対意見が出ました。婦長でさえそういう認識でしたから、これを看護部の基本方針に定め、看護部職員に浸透させ協力を得るのには勇気がいることでした。私はその年の4月1日に看護部職員に基本方針の趣旨を図表14のように説明しています。その中で「自分の病院は自分で守ろうよ」ということを強調しています。

　当看護部が今までに取り組んだのは、物品管理と申し送りの短縮を含む時間管理です。

物品管理

　物品管理では、平成6年に業務委員会の中に物品管理小委員会を設けて取り組みました。夜間や緊急時に必要な物がなくて困ること

図表14　平成6年度看護部基本方針の趣旨説明

「経済性を高め、効率の良い看護を展開しよう」の部分を抜粋

　今年度の2つ目の方針は「経済性を考えた効率の良い看護を展開しよう」です。私がこの方針を婦長会に提案したとき、婦長からは「皆が一生懸命やっているのに、経済性なんて言うのはどうでしょうか」という意見が出ました。皆さんの中にもそう思う人がいると思います。「看護の質を落とせということか」という声も聞こえてきそうです。看護婦は今まで経済のことは教えられずにきました。質の高い看護を提供することを第一優先に考えてやってきましたから、看護婦が経済のことを言うのは不謹慎な気さえしていました。しかし、医療情勢は厳しくなり、病院が経営上成り立つためには医師も看護婦も経済を無視するわけにはいかなくなりました。

　病院長は、「病院は患者さんのためにあるもので、決してそこで働く職員のためにあるのではない。そして、医療は社会の要請に応えてあるもので、医療といえども社会経済を無視して成り立つものではない」と言っておられます。私たちも「患者さんのために一生懸命しているから時間がかかって当たり前」という発想ではなく、このことをするのに本当にこれだけの時間が必要か？　これだけの物が必要か？　これだけの人が必要か？　と考えて、人・物・時間の無駄を改善してもらえたらと思っています。

　まずは、時間を効率良くということで、「申し送りの改善」に取り組んでほしいと思っています。深夜から日勤への申し送りは早くて40分、遅い所では1時間かかっています。日勤の看護婦10人と深夜の看護婦2人で延べ時間は12時間になります。本当にそれだけの時間が必要でしょうか？　自分が主体的に情報を得るという努力をしてみてください。「9時にはベッドサイドに行く」というのはどうですか？　9時にベッドサイドに行くには申し送りをどう改善するのがいいのか考えてほしいのです。勤務時間内は効率良く働く、そして仕事を早く終えて早く帰りましょう。家で小さな子供が待っている人も多いのですから、家族と過ごす時間を大切にしてほしいと思っています。

　看護婦の超過勤務手当は1カ月で480万円から500万円になっています。1年間に約6,000万円近くになります。「それだけ業務が多いということです」と言われそうですが、例えば、その費用で看護婦10人増員したとして、超過勤務は0にできますか？　個人個人がきっちり時間管理ができなければ、人を増やしても、その分、超過勤務も増えるということになります。私たちは働いただけは報酬を受け取っているわけですから、自分の好きなように時間を使っていいはずはないのです。時間は効率良く使う義務があります。

　昨年度の決算では大幅な赤字が出ることは明らかになりました。それでも病院長は「みんなのやる気がなくなるといけないから、赤字のことはあまり言わないほうがいい。病院がどんなに赤字を抱えても必要な医療はやるしかない」と言っておられます。

　だけど看護部は大きな組織ですから、一人ひとりが経済性を意識するのとしないのとでは大きな違いなのです。経済性の視点で業務を見直してほしいと思っています。看護婦も経営に参画しているという認識を持って、健全経営に協力していきたいと思っています。それが自分の職場を守ることになるのです。自分の職場は自分で守ろうではありませんか。

があるというので、どの病棟にも不要な在庫品を抱え込む習慣がありました。委員会では「器材庫探検隊」を組み、各所属の器材庫を探検し、在庫物品の種類や量が適当か、きれいに整理され正しく保管されているかを調査しました。探検隊が査察に来るということで、所属ごとに定数を見直し、在庫品を減量するなど器材庫や倉庫の整理整頓が進みました。また、利便性と経済性を考え合わせて診療材料の使い方の統一を図りました。診療材料は請求漏れ防止と必要な物が品切れしないためにバーコードシステムを取り入れました。

それでも、年月がたち、人の入れ替わり等で物品管理の意識は低下し、各病棟に在庫は増える一方です。この度、病院機能評価を受けるのを機会に、病棟の一角に全病棟共通の倉庫を確保しました。注射器・注射針・カテーテル類・ばん創膏類など、日常的にどの病棟でも使う診療材料を1カ所に集め、必要時いつでも持ち出せるようにしました。現場での抱え込みは禁止です。必要なときは所定の場所に行けばあるのですから、緊急時の物不足の不安の解消と、在庫品の減量、各病棟の倉庫の有効利用に成果を上げています。

時間も大切な資源

時間も大切な資源という意識を高めるために時間管理委員会を立ち上げました。当初は朝の申し送りに1時間前後を要するのが普通でした。ベッドサイドケアの開始が9時半以後になります。朝の申し送りには深夜ナースと日勤ナースが参加しますから、1人10分でも120分以上の時間を使うことになります。そのころすでに申し送りの廃止に取り組んでいる病院もありましたが、私は口頭での申し送りは、参加者全員が同時期に同じ情報をキャッチできるという点で時間の効率利用であると思っています。申し送り基準を作り、申し送りの内容をチェックし、情報の取り方を工夫し、必要な情報を

主体的にとるという意識を養い、今では全病棟で9時前にはベッドサイドケアが開始できるようになりました。時間でいえば300分以上ケアの時間が増えたことになります。

超過勤務は人につく

平成6年に「超過勤務を減らす」を看護部基本方針に掲げました。当時看護師の超過勤務は1カ月1人平均約15時間でした。看護師全員の超過勤務を金額にすると、1カ月約480万円で、1年では約5,700万円にもなりました。手術室など特殊な場合を除いて一般に超過勤務は「人につく」といわれています。毎日業務量を見ながら仕事の割り当てをしているのに、超過勤務の多い人はほぼ決まっているのです。その人が特別多くの仕事を抱え込んでいるとは思えないのに、勤務異動をしてもやはり超過勤務はその「人につく」のです。患者さんの急変など特別な場合を除いて、時間内に仕事を終えるのも一つの能力です。個人の気がすむように時間を使っていいというものではありません。周囲の状況を見極めながら、人と歩調を合わせ、経済的な視点で時間を効率的に使うことも習慣化しなければなりません。限られた時間を有効に使うための意識づけが必要でした。

超過勤務は本当に人につくのかを見るために、経験20年以上のナースの1年間のデータを出しました。驚いたことに同じ病棟にいながら超過勤務の多い人と少ない人では随分偏りがあるのです。所属によって偏りがあるのはある程度仕方がないとしても、途中で勤務交替をしたわけでもなく、病気で休んだわけでもないのに、同じ病棟で1年間の超過勤務がAさんは11時間、Bさんは85時間、Cさんは131時間です。別の病棟を見ても、Dさんは64時間、Eさんは217時間です。しかもこの傾向は毎年続いているのです。業務量に差が

あって同じ人がいつもたくさんの仕事を抱えているなら、それは仕事の配分を考えなければなりません。仕事の要領が悪い人がいるのも事実ですが、20年以上のベテランですから、自分で要領が悪いと思えば要領の良い人がどうしているのか見習ってほしいのです。

この人たちの年間の超過勤務を金額にすると、同じ病棟でAさんが約3万円、Bさん29万円、Cさん37万円です。別の病棟もDさん18万円、Eさん63万円です。超過勤務が生活給になっているともいえるのです。

仕事の終了時間を自己申告

私は婦長会や時間管理委員会、院内研修会でこの事実を公表しました。外部から講師を招いて時間管理の研修をしました。その後、時間管理委員会の活動として、毎朝一人ひとりが仕事の終了時間を設定して自己申告をすることにしました。朝、その日の業務計画を立て「私は今日は何時に終了できます」と申告するのです。業務量が多くて時間外にずれこみそうな人は、自身で周囲にサポートを求めます。その日のリーダーはメンバーが申告どおり業務が進んでいるかを見て、必要があれば再度業務の調整をします。仕事の終了時に、申告どおりの時間に終了できたか、できなかったときはなぜできなかったのかを報告して帰ります。

また、申し送り、カンファレンス、会議、研修会などの開始と終了時間は厳守し、これもそのつど自己チェックをします。今では時間も大切な資源、時間管理は組織人の基本という意識は根付きました。

私は、超過勤務の額も問題ですが、何よりも自分の時間を大切にしてほしいと思っています。時間は個人生活にとっても大切な資源です。当院は半数がママさんナースですから、家族との時間も大切

にしてほしいと思うのです。

病院経営にもマーケティング理論

　今、病院経営にもマーケティング理論が取り入れられるようになりました。経営とは事業を営むことで、病院も事業をしてますから経営をしていることになります。

１）経営の流れ（亜細亜大学経営学部　横沢利昌氏の研修資料より引用）
　経営の流れを以下の図に示します。

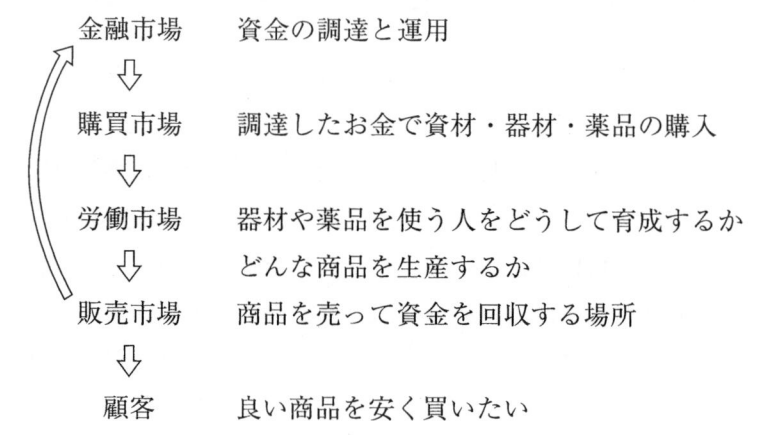

　　　金融市場　　資金の調達と運用
　　　　⇩
　　　購買市場　　調達したお金で資材・器材・薬品の購入
　　　　⇩
　　　労働市場　　器材や薬品を使う人をどうして育成するか
　　　　⇩　　　　どんな商品を生産するか
　　　販売市場　　商品を売って資金を回収する場所
　　　　⇩
　　　顧客　　　　良い商品を安く買いたい

　金融市場は、資金の調達と運用です。資金がなければ事業はできません。購買市場は、調達したお金で資材、器材、薬品の購入をします。労働市場は、商品を生産する場所です。器材や薬品を使う人をどうして育成するか。どんな人を雇って、どこに配置するか。どんな人材教育をして、どんな商品を生産するかなど、良い商品を生産するための人材育成は欠かせません。

　販売市場は、労働市場で作った商品を売って資金を回収する場所です。ここで回収した資金が金融市場に循環します。看護の場合はケアの提供そのものが商品ですから、労働市場と販売市場が同時に

起こります。良い商品をいかに売っていかにお金に換えるか。ここがマーケティングの一番大事なところなのに、病院の職員はこの部分の意識がまったく抜けていたのです。今までは、医師も看護師も資金の回収なんて考えもしない、気がつきもしない時代が続いたということです。

ここでわかったことは、私たちは、良い商品をたくさん売って資金を回収しなければいけないということです。材料費や、設備費や人件費にかかった資金を回収しなければ経営は成り立ちません。どのように資金を回収するかということに職員がもっと真剣でなければいけないのです。

現在の診療報酬制度では、看護料は「入院基本料」としてまるめになっています。医師なら注射や検査をすればするほど収入に結び付きます。実際に注射をするのは看護師であり、検査をするのは検査技師であっても、医師の指示がなければ実施できません。入院を決めるのも医師です。退院を決めるのも医師です。看護師がどんなに頑張っても、看護が主体的に収益を上げることはできない仕組みになっています。

私たちが経営に貢献するためには、1人でも多くの患者さんに自分の病院を選んでいただくことです。医療必要度の高い救急患者さんを積極的に受け入れてベッドを空けたままにしないことです。救急患者さんを受け入れるためには在院日数の短縮は避けて通れません。

ベッドが1つ空いていれば

私はときどき他の病院のナースに「あなたの病院では入院の診療単価はいくらですか？」と質問することがありますが、ほとんどの人が自院の入院診療単価を知らされていないのに驚きます。

当院の場合は、心臓の手術もしていますから、入院診療単価は平均約4万2,000円です。1人1日4万2,000円ですから、ベッドが1つ空いていれば1日4万2,000円の損失です。1カ月では126万円、1年では1,512万円の損失です。ベッドが10も空いていれば1年で1億5,120万円の損失です。そういうことを日常の会話にすることも経営感覚への意識づけになると考えていますから、「ベッドが1つ空いていたら1日で4万2,000円、1年では1,512万円の損失だよ」ということを言い続けています。

　今までは看護師も医師もこういうことには無関心できましたが、今までの延長線上では病院は生き残れないのです。厚生労働省は、職員にやる気があって、経済性を考えた効率の良い医療をしている病院だけが、かろうじて生き残れる仕組みを作っています。経営努力をしない病院は「どうぞつぶれてください」と言っているのです。今、日本の医療情勢はそれほど逼迫しているということです。

自分の病院は自分で守る

　私は、「自分の病院は自分で守ろうよ」ということを口を酸っぱくして言っています。自分の病院を守るということは、自分の職場を守るということです。

　病院経営の話になると看護職の多くが、医局が協力しないとか医師の意識改革をという話になります。医師は大学の命令でどこに行くかわからない人たちですから、帰属意識は極めて希薄です。看護師の場合は、その地域に生活拠点を置いている者がほとんどですから、「自分の病院は自分で守る」という意識は看護職が主導権を持った方が利口です。医師は医療の専門家として、真に良質の医療を追求し、日々研鑽を重ね、医療チームのリーダーとして優れた才覚でリーダーシップを発揮してもらえばよいと思うのです。

親方日の丸は許せない

　当院は三木市が運営する自治体立病院です。自治体立病院には市民や県民の税金がたくさん繰り入れられています。多くの病院でこういうことがスタッフに伝わっていないという事実にも私は驚きます。

　三木市民病院の場合は、市民の税金が毎年10億円繰り入れられています。市民の税金が10億円も繰り入れられるということは、いい加減な気持ちで仕事をしていたのでは市民が許してくれません。世の中が不景気で失業率が上昇するなか、身分の安定している公務員への風当たりはとても厳しいのです。公務員が「親方日の丸」に甘んじているのが許せない、ということが毎日のように新聞記事になっています。たしかに多くの公務員が、ぬるま湯から抜け出せずにいます。事務職ももちろんですが、看護職や他のパラメディカルも例外ではありません。

　三木市も財政が苦しいですから、一般会計から病院への繰入を毎年1億円ずつ引き下げるという方針が出ています。

　市民病院への税金の繰入を3年で0にするという方針を出している自治体もあります。また、職員の給料は大幅カットで、それでも経営が成り立たなければ、病院を潰すか、民間に委託すると宣言している病院のことも報じられています。

　本当に病院経営は厳しいですから、自分の病院が潰れないという保証はどこにもありません。そのような厳しい状況ではありますが、私は260人のスタッフに希望をもって頑張ってほしいと心から思っています。

救急患者さんはお断りしない

　三木市民病院は、「地域住民の医療を担う」という目的の下に三

木市が設立した病院です。救急告示病院としての認可も受け、病院の使命として救急患者さんはお断りしないのを原則にしています。しかし、数年前までは、時間外の救急をお断りするということが頻繁に起こっていました。「夜間に熱が出て診てもらいに行ったのに看護婦さんに断られた」「市民病院なのに急患を診ないとはけしからん」「市民の税金で成り立つ病院ではないのか」という苦情が私の耳にも届いていました。

　同じ医療職仲間の医師も、「看護婦さんが断るから〇〇科の患者が減った」と言う人もいました。苦情のあるなしにかかわらず、病院の使命から考えても、病院の経営面から考えても、今医療を必要とする救急患者さんは受け入れて適切に対応しなければなりません。

　私は、救急外来の当直ナースと個別に面談をしました。「救急の依頼があれば、必ずドクターに判断を任せなさい。救急を受けるのは病院の使命だし、あなたの判断で断ると、苦情が来たときに先生は、『看護婦さんが勝手に断った。連絡してくれたら僕は診察をした』って言うよ。あなたが勝手に断ったとなれば、私はあなたを守ってあげることができない。救急の依頼があれば、必ずドクターに通して、『診てあげてくださいよ』と一言付け加えなさい」と言いました。

　ところが、看護師が断らなくなると、医師がいろいろと理由を付けて断るケースが出てくるのです。それで私は「断り状況報告書」を作りました。何月何日、何時何分に、何という医師が、どんな状況の患者さんを、どんな理由で断ったのかを当直ナースに書いてもらいました。そのデータを幹部会議で提示したのです。すると一部の医師から「なんで医者に内緒でそんなことをするのか」という反発の声が出ました。

私は「当院は救急告示病院でもあるし、救急患者さんはお断りしないことになっているじゃないですか？　どんな患者さんをどんな理由で断っているのかをナースに報告をさせているのです」と言ったわけです。
　すると「医者には医者の都合がある。看護婦が勝手に書くのはおかしい。医者にも釈明の権利がある」ということになりました。私は「先生たちはお忙しいからと思って当直ナースに書かせていたのですが、それなら先生たちがコメントを書く欄を作りましょう。ナースが書いた報告書に意義がなければサインだけしたらいいじゃないですか？　コメントがあれば自由にお書きください」と言ってその様式を変えることにしました。
　医局会ではその報告書をめぐって議論が沸騰したそうです。「なんでいちいち報告書がいるのか」とか、「この様式では書きにくい」とか、断り状況報告書というのは聞こえが悪いから、「時間外診療依頼対応報告書」にしようという意見が出たそうです。私は医局の意見を入れながら、2回3回とその報告書を作り変えていたのですが、そのやりとりの過程だけで断り件数がぐんと減りました。
　その報告書は、医局会でもめたおかげで、今ではすべて院長の決裁まで受けることにしました。断り状況報告書が、時間外診療依頼対応報告書になったおかげで、断りだけに限らず「対応のまずい医師」のことや、「もしかしたら苦情に発展するかもしれない」という情報も報告書で出てくるようになりました。それもすべて院長が目を通すことになりました。

ベッドコントロールは看護部で

　当院ではベッドコントロールは看護部がしています。コンピューター管理がまだできていませんから、毎日コツコツと手書きで空き

ベッドの情報を出しています。毎朝10時に、どの病棟にどんなベッドが空いているかを一覧表にして関係部署に配ります。医局にも貼り出します。そして、ベッドさえ空いていれば何科の患者さんも受け入れることにしています。

　私は、「ドクターが『入院が必要』と判断した患者さんを、看護師の都合で断ることがないように」と言ってきました。たとえ予約のベッドを使ってでも救急患者さんは優先して受け入れることにしています。予約の患者さんも断りません。医療の必要度の低い長期入院の人にきちんとお話をして退院していただくことになります。

　病棟はどこも混合化しますから業務は煩雑になりますが、そこはベテランの多い当院の強みです。当初は複数病棟に患者さんが散在することで、医師からもかなり抵抗がありましたが、今ではすっかり当たり前になりました。看護部も数年前まではなかなか意識改革ができず、スタッフからのブーイングが相次ぎました。「患者さんの満足を高めるといいながら、こんなに忙しくては患者さんに迷惑がかかる」などと言っていましたが、今ではどの病棟もベッドさえあれば受け入れるのが当たり前になりました。夜間に産科病棟や整外病棟にレスピレーターを着けた内科の重症患者さんが入院されることもありますが、夜勤者がとても気持ちよく受け入れますから、管理当直が悩むことも少なくなりました。

私たちはいいですよ

　1年前のことです。外来に手術が必要な男性の患者さんがおられました。男性のベッドは1つも空いていません。予備ベッドまで使っていて、空いているのは婦人科病棟の個室だけです。私は外科病棟の個室の女性患者さんに産科病棟に移っていただいて、そこに手術の患者さんに入院していただくしかないと思いました。外科病棟

に電話でそのことを言いました。婦長が休みで主任が代行していましたから、主任は困ったようです。それでなくても忙しくて予備ベッドまで使っている状況なのに、個室の患者さんに他の病棟に移っていただいてまで手術の患者さんを受け入れるのですから現場は大変です。

電話の向こうで主任が遠慮がちにスタッフに言っています。「個室のAさんに〇〇病棟に移っていただいて、そこに手術の患者さんを受けることになるんだけど……」という具合です。

私は電話の向こうのスタッフの反応が気になったのです。耳をすましていると電話の向こうで、「患者さんに病棟を変わっていただくのは気の毒ですが、私たちはいいですよ。主任は患者さんに移動していただくことの了解だけとってください。後は私たちでやりますから」と明るく言っている声が聞こえました。

こんなスタッフがいてくれたら仕事が楽しくできます。ということは、そういうスタッフをたくさん育てればいいということです。同じ仕事をするなら気持ち良くしてほしいし、そういう雰囲気は患者さんにも伝わりますから、患者さんとの信頼関係も良くなります。

1人でも多くの患者さんに自分の病院を選んでいただくことと、選んでくださった患者さんには、安心と信頼の良質の医療を提供することが、病院経営の最大のポイントです。「病院は患者さんのためにある」という基本を見失わないことです。

人件費率

当院は人件費率が50％を超えています。人件費率は47％以下でなければ経営は成り立たないといわれています。民間病院では45〜43％が原則だといわれています。当看護部の職員の平均年齢は36.7歳です。病院経営の話のときは、いつも看護師の年齢の高さが人件

費を引き上げているということで問題になります。しかし、平均年齢が高いのは看護師だけではありません。医師も他のコ・メディカルも年齢は高いし、事務職は40歳を超えています。年齢でいえば他の職種に比べて看護師だけが高いというわけではありません。ただ、看護師は数が多いですから目立ちます。病院経営の脅威になっているのはたしかです。

しかし、年齢が高いということはそれだけ経験が豊かだということです。しかも、年齢の高い人は私も含めて、あの看護婦不足の厳しい時代を生き抜いてきたわけですから、少々のことではへこたれないし、少々のことがあっても、「凛としてしなやかに」対応できるだけのパワーを持っています。本来パワーのあるはずの人が、周囲のやる気のある人の足を引っ張っていることが問題なのです。

当院の看護師の平均の人件費は、年間約730万円です。人件費というのは月々受け取る給料の他にボーナスも退職金も当然含まれます。保険料や年金は私たちが支払う額と同じ額だけ病院も負担しています。

人件費率の計算式は、$\frac{人件費}{医療収益} \times 100$ です。当院の場合は、人件費そのものは他の自治体病院に比べて決して低くはありませんが、医療収益も高いですから比率は50％強におさまっています。医療収益が下がれば、たちまち人件費率は跳ね上がるという危険性があります。

人件費率は、$\frac{人件費}{医療収益} \times 100$ ですから、人件費率を下げるためには、人件費を小さくするか、収益を大きくするかのどちらかです。

人件費を小さくするためには、給料を大幅にカットするか、人の数を減らすしかありません。平均年齢より上の人に辞めてもらって

若い人に置き換えれば人件費は抑えることができます。しかし、私は、この煩雑な業務の中でこれ以上人員を削減したり、経験の浅い若いナースを増やすことは非常に危険だと思っています。病院の経営者のセミナー等では看護師の平均年齢をいかに下げるかが議題になると聞きます。私は幹部職員の1人として、今まで頑張ってきた人たちと共に生きる道を考えたいし、せっかく積み上げてきた看護のレベルは下げたくないし、何よりも患者さんの安全を守りたいのです。この時代、多少の給料カットはあるにしても、人件費そのものを大幅に下げるわけにはいかないのです。

　それならば収益を上げることで人件費率を下げることはできないのでしょうか。全体の収益を上げればその中に占める人件費率は少なくなります。そういう意味からも、1人でも多くの患者さんにこの病院を選んでいただく。救急患者さんは積極的に受け入れる。その中で、ベテランならではのパワーで、患者さんのための良質の医療を真剣に考えていくべきだと思っています。私たちは、毎日忙しくて大変だ大変だと思っていますが、忙しいということは、病院が生き残れるチャンス、生き残るための試練でもあるのです。

経営上留意すべき三要素

　当院の名誉院長である福崎恒氏は、著書『これからの医療に求められるもの』（日本図書刊行会）の中で「公立病院として経営上留意すべき三要素」について述べておられます。

　これを私流に解釈すると以下のようになります。三要素を仮にA・B・Cとすると、A要素は、医療法・健康保険法・診療報酬等で国が決めることです。例えば入院基本料がいくら、手術料はいくら、検査料がいくらとかいうものです。病院としては国が決めたことに従うしかありません。国が発する情報を正確にキャッチし、そ

の情報の根拠となるものを深く推察し、解釈を間違うことなく積極的に対応する以外に手はありません。

　B要素は、地方財政からの繰り入れです。公共的使命に応えるためには救急医療や小児医療は不採算部門だといって切り捨てるわけにはいきません。それを地方税で負担することになります。その額は税収の増減や市の財政力に左右されます。市（地方行政）当局の医療に対する理解と、税金の支払い側である市民の病院に対する信頼度により、ある程度変わる可能性はありますが、病院側の思惑どうりにはなりません。

　C要素は、職員のやる気です。職員がいかに経営を理解し、いかに努力するかにかかっています。他から影響されるものではなく職員自身の責任が問われる部分です。職員が自らを奮い立たせることで可能になるのです。職員同士が「やりがい」を支援し合いながら、いかに気持ち良く役割を果たすか、ということに尽きるのです。職員一人ひとりの「やる気・生きがい・働きがい」を引き出す環境づくりが必要不可欠です。人が本気で働くかどうかで、その成果は3〜4倍も違うといわれています。

　今後は、厚生労働省の医療費抑制政策でA要素は一層厳しくなるのは間違いありません。景気の低迷で市の財政そのものが逼迫していますから、B要素も一層厳しくなると思って間違いありません。このように見ますと、今や公立病院もC要素だけが頼りです。職員のやる気をいかに引き出すか、地域の人々の医療を担うためにいかに真剣に取り組むかが問われるのです。病院が何のために存在するのか、自分たちが何のために病院の職員でいるのか、そのことを職員がわかって仕事をしているのか、管理者は職員にわからせる努力をどれだけしているのかが問われるのです。公務員気質の悪しき組織風土を早急に改善しなければなりません。

私たちは、この厳しい医療情勢の中で、市民のニーズを的確に把握し、看護職の進むべき方向を見極め、全員が最善を尽さなければなりません。看護の質を高め、職員一人ひとりのやりがいを支援し合い、職場を活性化することが病院経営に参画することになります。
　看護の効率化を考えるとき、先に述べたように、人・物・時間に経済的視点を持つことは大切なことですが、看護者として最も大切なことは、「ケアの質を保証する」ことだと考えています。褥瘡をつくらない、寝たきりにしない、手術後の肺炎を予防する、感染防止を徹底するなど、「ケアの質を保証」し、患者さんの1日も早い回復へのサポートをすることです。それが医療費の節減であり、看護は、今ここに期待を寄せられているのです。自院の生き残りだけを考えるのではなく、国全体の利益を守り、一人ひとりの患者さんの利益を守り、効率の良い医療の実現に向けて一層の努力をしなければなりません。

　当看護部の、平成15年度の病院経営への取り組みは、看護が参画することで診療報酬に結びつく、「指導」に視点を置くことにしています。退院療養計画書は看護が積極的に参画することで100％診療報酬に結びつける。そのためには、患者さん個々にあった適切な退院指導でなければなりません。また、ケアカンファレンス・退院前訪問指導・老人退院前訪問指導・退院患者継続訪問指導は、地域医療室と病棟の連携をさらに深め、実質、患者さんの生活の質が向上するための指導件数を増やす計画です。私たちがしていることが「国民のライフサポーター」として周囲から認められる活動にしたいものです。

14 看護師自身の満足

　私たちは、患者さんの満足を高めるために一生懸命頑張っていますが、自分たちが疲れて擦り減ってしまうだけではつらいですから、私は看護師自身の満足も追求したいと思っています。看護師の満足を高める要素としては、給料が上がる、休みがとれるなど処遇面のことが問題になりますが、それは自分の努力だけでできることではありません。

　日本の経済が行き詰まって、仕事があるだけでもありがたいこの時期に、給料が大幅に上がるとか、休みが自由にとれるなんてことは考えられません。有給休暇と年功賃金は20世紀の負の遺産だともいわれています。そのような厳しい状況での私たちの満足は、何といっても「やりがいが感じられ自己の成長が実感できる」ことだと思うのです。つまり、自己実現の欲求が満たされたときにこそ、満足の度合いは高くなりますし、その満足はすごいパワーの源でもありますし、それが生き生きの元です。

職員を大切にしたい

　私は、「患者さんとスタッフのどちらが大切ですか？」と尋ねられたら、返事に困るのです。看護師ですから「患者さんのほうが大切」と言うべきなのでしょうが、それは建前で、本音はスタッフのほうに大切さの比重が重いように思います。ただ、スタッフが大切だからといって、わがままや勝手までも許してしまおうとは思っていません。患者さんに喜ばれるケアをするスタッフを、仲間として大切にしたいと思うのです。患者さんから信頼される看護師でいて

ほしいし、看護師であることに誇りをもってほしいし、組織にとって大切な人であってほしいし、そういう人を仲間として大切にしたいと思っています。そのためには知識・技術を高めてほしいし、骨身を惜しまず誠実に仕事をしてほしいし、そういう人を支援し合いながら「やりがい」が感じられ、生き生きと活動できる職場にしたいと思っています。

　要するに、やりがいを支援し合い、生き生きと活動できる職場風土をつくることが、スタッフを大切にすることになると考えています。私たちは、仕事のために1日8時間もの時間を使っています。せっかく、それだけ時間を使っているのですから、その時間は、給料を得るためだけでは心が寂しいと思うのです。この時間は、やりがいを感じて生き生きと活動し、生きる力をつけたり人間性を磨いたり、自分を成長させる時間にしたいと思うのです。

　自己実現の欲求は、人間の基本的欲求の中で一番レベルの高い欲求だといわれています。自己実現は、自分の可能性への挑戦であり、自分の努力と行動で可能になるのです。

社会環境の変化に対応する人づくり

　今、看護を取り巻く社会環境が大きく変化しています。まず第一に国民の価値観が変わりました。医療経済は逼迫しています。医療者に対する目は非常に厳しくなりました。医療や看護に対して、国民の意識が大きく変化しましたから、社会の変化や国民の意識の変化に合わせて、私たちも意識改革が求められています。この変化する社会の中で「やりがい」を感じて生き生きと活動するためには、社会の波に上手に乗っていくことが条件になると私は思っています。いくら「一生懸命頑張っています」と言っても、旧態依然としたやり方や考え方では、社会の波に乗っているとはいえないし、社

会のニーズに逆行していることになります。それでは周囲との摩擦が大きくなり、本人も「やりがい」どころか、「やり玉」に上げられることになってしまいます。そうなると患者さんや仕事に対する不変不満ばかりが目立つようになります。

　患者さんが求めておられることと、私たちがしていることにギャップが生じています。そのギャップはこちらから埋める努力をしなければなりません。そういうことに気がついていない人には、だれかがそのことをきちんと教えてあげなければいけないのです。そして、進むべき方向を示して、「この方向に進みなさい」とアドバイスしてあげなければ道に迷ってしまう人が出てくるのです。今、医療界には医師も含めて道に迷っている人がかなりたくさんいるのではないでしょうか。スタッフが道に迷わないように、方向性をきちんと示すのは管理者の役割です。

　日本看護協会は、このような社会情勢を受けて、看護の進むべき方向性を明確に打ち出し、変化する社会に対応するための人材育成を進めています。

　平成12年に三重県で開かれた看護サミットの「新しい時代を担う看護の人づくり」というフォーラムの中で、人材育成のための緊急課題が報告されました。骨子は以下のとおりです。
- 責任の自覚と自立性の高い看護職の育成
- 確実な知識技術の提供者を育成
- 特定分野における専門性の高い看護職の育成
- 変革を求めてチャレンジできる看護職者の育成

　また、看護教育の場である看護大学の共通の教育理念は、「多様に変化する社会や、環境の変化に対応できる人材育成」です。看護協会も看護教育の現場も、看護職の数確保優先型から資質の向上・

人材育成型に方向転換しています。ということは、現場で働く私たちにも方向転換が迫られています。

　私たちが、今までの経験の中で「これでよし」としていた看護に対する考え方の軌道修正が迫られているということです。この軌道修正に多くの管理者が頭を悩ませているところです。私も、当看護部の職員の軌道修正にかなり悩みましたし、かなりのエネルギーを使ってきました。

やりがいの発見

　「あなたはどんなときにやりがいを感じますか？」という質問をしたとき、多くの人が「患者さんから『ありがとう』と言われたとき」とか、「上司から褒められたとき」と答えます。患者さんからのお礼や感謝の言葉は、私たちの励みになるのは確かです。先輩や上司から褒められれば自信につながるし、そういうことが仕事を続けていくうえで大きな支えになるのは確かです。しかし、患者さんから感謝されたり上司から褒められたりすることだけが「やりがい」でしょうか。

　他人から褒められたり感謝されたりすることだけを「やりがい」にしていると、褒められなかったり感謝されなかったりしたときに、がっかりしたり、腹が立ったりします。私がこんなに一生懸命しているのに「ありがとう」と言われなかったとか、婦長が「ご苦労さん」とも言わなかったという不満になります。不平や不満を感じている間は、「満足」や「やりがい」は感じられません。そうではなく、自分が成長できることで「満足」や「やりがい」を感じられる人であってほしいのです。自分に納得できる生き方を追求してほしいのです。自分に納得できる生き方、人に誇れる生き方をしている人は輝いています。同じ仕事をするなら、キラキラと輝いてほしい

し、自分が輝いていてこそ患者さんに細やかな心配りができるのです。だから、職員の満足が患者さんの満足につながるといえるのです。

情けは人のためならず

「情けは人のためならず」という言葉があります。「人に情けをかけることは、相手を甘やかすことになり、その人のためにならない」とか、「人に情をかけることは、回り回って自分に帰ってくる。だから情けは人のためではなく自分のためだ」という意味に解釈されることが多いようですが、私はもう一つ別の解釈を聞いたことがあります。例えば、駅の階段で重そうな荷物を持ったお年寄りが上っておられるとします。足もともおぼつかなさそうです。少し勇気を出して「荷物を持ちましょう」と言って持ってあげたとします。自分が手を差し延べたことで人の役に立ったと思ったとき、自分自身がさわやかになります。背筋がピンと伸びた気がします。一見、人のための行為のように見えて、自分の心が豊かになった気がします。「情けは人のためならず」とはこういうことだというのです。

私たちの現場には、こういう場面がたくさんあります。例えば、お茶を配っていて、お湯飲みに茶渋が付いて汚くなっています。その汚いお湯飲みにそのまま知らん顔をしてお茶を入れても、患者さんは「ありがとう」と言われるでしょう。しかし、そのとき、自分の心がすっきりするでしょうか。汚いお湯飲みに知らん顔をしてお茶を入れる自分の行為に誇りが持てるでしょうか。少し時間はかかりますが、お湯飲みをきれいに磨いてからお茶を入れれば、患者さんの「ありがとう」とともに、自分がさわやかになります。人のためにしているように見えて、実は自分の心を磨かせてもらっているのです。

こういうことの積み重ねが豊かな心を育て、心を輝かせる源泉になると思うのです。そして、それが「やりがい」となり、さらなる意欲につながります。このように「やりがい」は人から与えられるものではなく、自分で求め、自分で発見し、自分で感じ取るものです。

悪しき職場風土

　当院は看護師の平均年齢が36.7歳です。看護婦等人材確保法で処遇が改善されたことや、長引く不況の影響で、当看護部の離職率は0.6％にとどまり、平均年齢・在職年数共に年々上昇を続け、卒後10年以上が6割以上を占めています。超ベテランぞろいの組織ですが、数年前までは深刻な看護婦不足でした。看護観や知識・技術は二の次で、免許さえあれば採用するという状況が続いていました。看護師に辞められたら困るわけですから、少々対応が悪い人がいても、わがまま勝手な人がいても、見て見ぬふりをするという状況でした。当院だけではなく、そのようにして看護師を確保してきた病院はたくさんあると思います。辞めるという人を一生懸命引き止めて看護師の数を満たしてきました。免許を持っているだけで看護師として通用した時代が長く続きました。

　これは看護界にとっても患者さんにとっても大きなマイナスだったのではないかと思っています。この間に「患者さんのため」ではなく「看護師のため」の職場風土が出来上がってしまいました。そして私たちはその職場風土をとても大切に守ってきました。看護の質を高めるというより、働きやすく定着率の良い職場風土をつくってきました。

　その結果、3年目の看護師も10年目の看護師も同じ程度の看護をして、時間から時間まで無事過ぎれば良しとする考えが蔓延しまし

た。新卒者をどんなに教育しても、少し慣れてくるとその職場風土に染まってしまい、自己啓発もせず、ぬるま湯の中で「権利意識」と「やらされている意識」だけが先行してしまいます。そのような職場風土ではやりがいは感じられません。

「お任せ医療」がまかり通っていた時代に育った中高年看護職は、今ここにきて大きく意識変換を迫られています。この人たちの「やる気」を引き出し、患者さんに喜んでもらえるケアを提供することで「やりがい」を発見し、お互いに成長しあえる職場風土にしたいと思いました。

「看護への思い」文集発行

平成7年2月、卒後7年目以上の看護師を対象に「私の看護観」をテーマにレポートを提出してもらいました。毎日、ただ漫然と仕事をするのではなく、自分がどんな看護をしたいと思っているのかを意識に上らせることで、より良い看護実践の動機づけができると考えたからです。

レポート提出に応じないベテランも半数近くいましたが、それでも約半数の人がそれぞれ自分の看護への思いを綴ってくれました。私はそのレポートを読み進むうちに言葉では言い表せないほどの感動を覚えました。一人ひとりの看護への情熱がジンジンと伝わってきたのです。私が看護部長を引き受けたとき、一人ひとりは潜在能力を持っていると思ったのは間違いではありませんでした。この情熱を表出し行動に結びつけることができる職場風土にしたいと思い、看護への思いを看護師全員で共有するために文集「看護への思い」を発刊しました。

そして、やる気のある人の芽を、どう伸ばすかを考えました。やる気のある人が気持ちよくその芽を伸ばせるように環境整備をしな

ければなりません。悪しき職場風土の改善です（図表15 "看護への思い"の発刊によせてを参照）。

悪しき風土の改善

　職場風土改善の一環として、平成 8 年に「管理入門研修」を始めました。対象は卒後10年以上のベテランナースです。研修のねらいは、「管理的なものの見方・考え方をして職場を支えるリーダーとして育つこと」としましたが、それは建前で、本音はやる気のある人を発掘し、やる気のある人の足引っ張りをしない風土づくりです。研修内容は下記のとおりです。
　(1)　アサーティブの講義とロールプレイング
　(2)　接遇についての講義とロールプレイング
　(3)　ベテラン看護婦の役割についてグループワーク
　(4)　看護部長講話
（詳しい研修内容は、当院の現看護部長　藤原久仁子が、「中堅・ベテラン層のレベルアップにつながる実効的な院内教育」と題して、看護部門、Vol.10 No. 6 、日総研出版に発表しましたので参照してください）
　私は部長講話の初めに、研修生一人ひとりに所属における自分の位置の確認をしてもらいました。所属に配置している看護師の名簿に、自分の所属で一番責任が重いと思う人から順番に番号を付けるのです。婦長と主任にはすぐに番号が付けられましたが、その次に責任の重い人となると考え込んでしまう人が何人もいました。「自分より年上の人もいるけれど、今はチームリーダーをしているので 3 番目に番号を付けました」という前向きの人もいれば、婦長、主任を除いた全員をひとまとめにして責任の度合いは全部同じとする人もいました。 1 年目も20年以上のベテランも責任の度合いは同じ

図表15　看護への思い

文集"看護への思い"の発刊によせて

多羅尾美智代

　より良い看護を実践していくためには、そこに働く看護者一人ひとりが"どんな看護をしたいと思っているか"という"看護観"が大事な要素になります。それは、看護者の"看護への思い"であり、その思いが看護行為に現れるからです。

　"看護への思い"を意識にのぼらせることは、より良い看護実践の原動力となるばかりでなく、看護者自身がやりがいを感じ、自己の成長にもつながると考えます。

　私は、三木市民病院の看護者たちが、どんな思いで日々看護に取り組んでいるのかを知り、その思いが達成できるように環境を整えていきたいと思っています。そこで、今年2月に、臨床経験7年目以上の看護婦（士）に"私の看護観"についてレポートをしていただきました。震災後間もない大変な時期にもかかわらず、大勢の人に協力していただきました。

　私は、それを読み進むうちに、言葉では言い表せないほどの感動を覚えました。一人ひとりの看護への情熱がジンジンと伝わってきたのです。「三木市民病院の看護を支えているのはこれなんだ」と叫びたい気持ちになりました。

　すでに自分の看護観をもって看護にあたっていた人もありました。テーマを与えられて、「はて、私の看護観は？」と自分自身に問いかけた人もあったようです。自分の思いを文章に表現することの難しさを実感した人もあったと思います。

　私は、この貴重なレポートを同じ職場で働く人たちにも読んでほしいと思いました。同僚の"看護への思い"を知り、自分の思いとだぶらせながら、より深い"看護観"へ、また、日々の看護実践へと発展させていけたらと思います。

　随分遅くなりましたが、手作りの文章が出来上がりました。

　「文集には載せてほしくない」という人もありました。匿名希望の文は順不同で載せています。今回、レポートを提出されなかった人もかなりありました。とても残念に思いましたが、次の機会にはぜひ挑戦してほしいと思います。

　この"看護への思い"は、他部門の人たちにも読んでいただこうと思っています。最後になりましたが、今回"私の看護観"をレポートしてくださった皆さん、ありがとうございました。

だというのです。それでも10年以上ともなると、たいていの人が職場の中では自分は責任の重い位置にいることを自覚する機会になりました。

　このときに行った部長講話は以下のとおりです。

　「今職場での自分の位置を確認してもらったように、皆さんは職場では押しも押されもしない大ベテランです。皆さんが意識するしないにかかわらず周囲に及ぼす影響力が強いのです。影響力が強いということは職場を動かす力があるということです。それは良い方向に動かす力もあるし、良くない方向に動かす力もあるということです。

　私は皆さんに職場を良い方向に動かす人になってほしいと期待しています。もし『私はそんなことはイヤ。そこそこ給料をもらって適当に休みがとれればいい』と思っている人があるとしたら、その人はそれだけでチームの足を引っ張っていることになります。まずは自分がそういう位置にあるということを自覚してください。そして、職場を支えるリーダーの役割として、個人の成長とチームの成長に責任を持ってほしいのです。

　個人の成長ということでは、卒後10年ともなると人に教えられて育つ時期ではありません。必要なことは自分で学び、自分で自分を磨く時期です。専門職としての知識・技術はもちろん、人間性も磨かなければなりません。同じケアをしても、その人の人間性を通じてしか相手には伝わらないのです。看護の現場は自己を磨くチャンスがいっぱいあります。患者さんへのケアを一つひとつていねいに行うことで技術は磨けます。周囲に優秀な専門家がたくさんいますから、その気になれば知識の習得はできます。自分に謙虚さがあれば、患者さんや職員同士のかかわりを通して人間性を磨くこともできます。思いやりの心を表すことで、感じのいい看護婦という評価

を受けることもできます。

　チームの成長ということでは、お互いの成長のために支援しあえる関係でなければなりません。その場限りの無責任な発言ではなく、建設的な意見がきっちり言え、言いにくいことも言うべきときにきっちり言う、そして人間関係がギクシャクしないというチーム育成をしてほしいと思っています。

　私たちはいろんな場面で、自分がどう行動するかを選択して生活しています。研修に行くか行かないか、どんな本を読んで、どんなテレビを見るのかも自分で選択しています。職場に10分前に入るのか時間ギリギリに飛び込むのかも自分で決めています。現在のあなたは過去にあなたが何を選択したかの結果であり、今何を選択するかで将来のあなたが決まるのです。そのことを意識して自己とチームが成長できる道を選択できる人であってほしいのです。

　今30歳の人は定年まで働くとすればまだ30年あります。40歳の人はあと20年あります。50歳の人でもまだ10年あります。その間、中堅とかベテランといわれる時期を過ごすわけです。その間にキャリア開発をする人としない人では成長に大きな差がでます。日々前進する人と停滞している人では、ケアの質にも差がでるし、仕事の満足度や周囲からの評価にも差がでます。

　皆さんが、やりがいを発見して生き生きと活動する道は、疾患の理解・カウンセリング・褥瘡の処置・ストーマケア・移動技術など、何か自分の強みを作ることです。そうすることで周囲から評価され、信頼され、それがあなたのやりがいにつながるのです。それが自分を輝かせることになるし、自分への報酬でもあるのです。」

　この研修の後、研修生には具体的で実践可能な課題を設定して取り組むことを求めました。乳癌の退院指導を課題にした人や、看護記録の監査を課題にした人、医療ＣＳの研修に集中的に行った人、

ストーマケアを継続して実践している人など、かなりの成果がありました。ある程度の自信もつき、個人の成長とチームの成長のために貢献できる人が増えてきました。

院内教育のバージョンアップ

平成11年に院内教育のバージョンアップをしました。さらなる風土改善と中高年看護職のキャリア開発を支援するのが目的です。中高年看護職が長年かかって積み上げてきた勘と、たくみの技を価値あるものとして、良質なケア提供の牽引役を担ってもらわなければなりません。教育委員会はすでにかなり過密なスケジュールで教育活動を実施していますから、中高年看護職の研修は看護部長室主催としました。

ちょうどそのころ、東京女子医大の金井パック雅子先生は「寝たきり看護師」という新語を作られました。私はこれに私流の定義をつけました。勉強もせず、技術を磨こうともせず、建設的な意見も出さず、自分が行った看護を振り返りもせず、ただ漫然と仕事をしている看護師のことを「寝たきり看護師」といいます。そして、当看護部のさらなる風土改善のための中高年看護職の研修を「寝たきり看護師0作戦」と位置づけています。

本来、キャリア開発は自分の責任でするものですが、私は今までそういう職場風土をつくってこなかったという反省のうえで、私の責任としてキャリア開発を支援しようと考えています。

ダイヤモンド研修

「寝たきり看護師0作戦」として最初にやったのが平成11年度から始めたダイヤモンド研修です。対象は卒後20年以上で役職についていない看護師と准看護師です。私は役職につくことだけが価値の

あることだとは思っていません。現場でケアを専門にする人も貴重な人材として大切にしたいと思っています。経験というのはその人が今までに積み上げてきた財産ですし、その人の強みでもあります。この経験を生かして、自分に磨きをかけ、「さすが」と思える輝きをしてほしいとの願いを込めてダイヤモンドにしました。

　人間はダイヤモンドの原石のようなもので、磨けば光る素晴らしい素質をもっているといわれています。ダイヤモンドの原石は、ただ黒くて堅いだけの石ですが、余分なところはカットして、磨きをかけて、初めてダイヤモンドの輝きが出るそうです。私はベテラン看護師には、古いだけの看護師ではなく、豊かな経験を生かして、今までに染み付いた余分なしがらみはカットして、自分で磨きをかけて、ひと味違った輝きをしてほしいと期待しています。

　それまでは、准看護師だけを対象の研修を2年に1回程度行っていました。私自身が准看護師出身ということもあり、経験20年以上の准看護師が、あの看護師不足の厳しい時代をどのようして日本の看護を支えてきたかを知っていますから、准看護師の人たちの経験も価値あるものとして認めたいと思いました。ダイヤモンド研修は経験20年以上の看護師・准看護師の合同研修です。

　第1回目の研修では、「私の看護自慢」と題して、今までの経験の中で患者さんに喜ばれてうれしかったこと、看護を続けてよかったと思ったことなどを語り合ってもらいました。それまで行っていた「あるべき論」中心の研修とはおもむきを変えたのです。そして、「あなたたちの経験はすごいんだよ。それはあなた個人の財産でもあるけれど、病院の大切な財産でもあるので、貴重な人材として活用させていただきたい。あなたたちが役割モデルになってくれることを期待する」ことを伝えました。これはややもすると卑屈になり、周囲との調和を乱し、抵抗勢力になりがちな准看護師の動機づけに

は期待以上の効果がありました。この人たちは後に、「自分たちの経験を価値あるものとして認められ、ダイヤモンド研修の仲間に入れてもらえたことを誇りにしている」と述べています。

その後の研修は、「ベテラン看護師としての立場・役割を認識し、所属に貢献できる」を目的に毎年2回の研修をしています。具体的にはパワーを持続させるための集合研修と効果的な目標管理です。

私は、研修の中で別記のような厳しい内容の部長講話をしています（179ページの部長講話の内容参照）。「厳しいと思う人があるかもしれないけれど、これらはみんな当たり前のことだよ。私が今までこんな当たり前のことをきっちり言ってこなかったという反省も込めて言っているんだよ」と言ったわけです。

研修生は「看護部長の話はすごいショックだった。頭をガーンとたたかれたよりもっとショックだった。『あんたらボヤボヤしとったらあかんねんで』という気迫がビンビン伝わってきた。寝たきり看護師とは言われたくないので頑張りたい」というレポートを何人もの人が書いていました。

＜個人目標の発表会＞

1997年（平成9年）から、看護部の職員全員が個人目標管理をしています。ダイヤモンドさんたちは、効果的な目標管理をするために、毎年個人目標の発表会をしています。4月に、この1年どんなことに取り組もうとしているのかを発表します。個人の目標を発表することで周囲から支援してもらうのがねらいです。そして、3月には1年間の成果の発表会です。

- ストーマケアをやりたいという人は、外科の看護師と一緒にストーマ外来を始めました。この人は、三木市の市政だよりに「ストーマと仲良くつきあおう」という記事を書いて　ストーマ外来の

宣伝までしました。
- 嚥下障害の患者さんの経口摂取訓練に取り組んだ人は、口腔ケアの仕方が嚥下訓練に影響があることを学習しました。この人は今グループを組んで「口腔ケア実践講座」をシリーズで開いています。
- 受け持ち患者さんの全員と看護計画を共有するという目標を上げた人もいました。この人は准看護師ですが、自分の勤務のスケジュールを患者さんに公表して、患者さんとの信頼関係を築いています。休みの前には「明日は休みますが○○看護婦が担当します」とか「今日はいまから帰りますが夜中には出てきます」患者さんに知らせていたそうです。

　この人たちは今まで文章をまとめたり、人前で発表したりした経験がありませんでしたから、発表会が大変なプレッシャーだったようですが、婦長や主任からアドバイスをもらいながら、発表原稿を作り上げ、生き生きと発表しました。目標に取り組んだことと、それをまとめて発表する過程でたくさんのことを学びました。周囲に支えられて今の自分があることも実感したようです。

　私はかなり厳しいことを言って動機づけはしましたが、実際に行動を起こしたのは研修生自身です。そして、実践した者の特権として、さわやかな達成感を味わい、自分が成長することの喜びを感じてくれました。私は、最近、外部の研修の講師を依頼されます。准看護師の研修を依頼されたとき、ダイヤモンド研修に触発されて、やりがいを感じて生き生きと活動している准看護師に同行してもらって、その人たちから直接実践報告をしてもらいます。私が一方的に話すより、本人がどんな気持ちでどんな活動をしているのかを話すほうが説得力があると思うのと、本人のさらなるやりがいにつながると思うからです。実際に研修生には良い動機づけになるようで、

主催側からはとてもいい評価をいただきますし、報告をした本人も、「貴重な体験をさせてもらいました」と、目を輝かせます。自己実現の心地よさを感じているようです。

実践報告の事例については図表16を参照してください。

エメラルド研修

平成12年度からエメラルド研修を始めました。対象は卒後15年から20年までのベテラン看護師です。エメラルドには「過去と未来を知る」という意味があります。卒後15～20年ということは、この後まだ20年は現役という未来があります。この人たちには、今までに積み上げてきた豊富な経験を価値あるものとして、あなたの未来につなげてほしいと期待しています。そして、エメラルドのような深みのある輝きを放ってほしい」との願いを込めています。

＜5年後の私＞

エメラルドさんは今、5年後の私というテーマに取り組んでいます。5年後にどんな看護師になっていたいかの長期目標を立て、その目標を達成するために3年後にはどうなっていたいのか、そのために今年1年は何を目標にするのかということです。長期目標を視野に入れた個人目標管理をするということです。

「WOCの認定資格を取る」という目標をあげている人。「感染症ではだれにも負けないようになる」という目標をあげている人など、具体的に活動を開始しています。

今、専門看護師や認定看護師の教育が始まっています。そういうところで専門分野を極めた人が病院の中に1人でも2人でもいて、リーダーシップをとってくれればいいのですが、半年も1年も現場を離れて勉強をするのは、現実には難しいです。そこまでいかなく

図表16　院外での実践報告の事例

　自己の成長について

　　　　　　　　　　　ダイヤモンド研修生　准看護師　小舟千里

　三木市民病院でダイヤモンド研修を開催していただいて4年になります。最初のころ、部長から「看護は商品です」と聞かされたとき、どうして看護が商品なのか理解できず疑問を持ったことを思い出します。私たちダイヤモンド研修生の年代の者は、患者さまのことより、医者の介助や援助が上手にできれば良い看護婦として認められたように思います。いつの頃からか、「してあげる医療」から「受けていただく医療」へ意識の切り換えをし、患者さま中心の看護へと私たちの思いも変わってきました。その切り換えができたのは、看護部の中で勉強会やダイヤモンド研修を行って、私たちを引っ張ってくださったからだと思ってます。そのおかげでここまでついて来られたように思います。

　第1回目のダイヤモンド研修から、部長の講話の中で「患者さまのために一生懸命することで自分が輝けるのです。仕事を通して自己の成長が実感できるとはそういうことです。患者さまに喜んでもらえるケアをすることは、人のためにしているように見えて、実は自分の心を磨かせてもらっているのです。そして、それがやりがいとなり、自分の成長と自信につながるのです」と言われていました。

　私も、何人かの患者さまを受け持たせていただき、看護計画を立案し、患者さまのために一生懸命になっているときは、自分自身も生き生きとして働いていることがよくわかります。

　でも、毎日がそうではなく、一人の人間としての生活の中で、山も谷もあるように、ときには停滞もしますが、その中で、ダイヤモンド研修を受け、チクチクと刺激を受け、停滞している自分に「ハッ」と気がついて、また前進するように支援していただいたように思います。

　毎年の自己目標も、大きな重荷にはなっていますが、たとえ少しずつでも患者さまと自分自身のために前進できていることが実感できます。初めての自己目標は、「受け持ち患者さまとのかかわりをできるだけ多く

持つようにする」でした。そこから始まって、「言語障害のある患者さまとコミュニケーションをとるための絵文字の作成」や、「腹臥位療法を学び看護の実践に生かす」という目標を立てて取り組んできました。完璧ではなくても一生懸命目標に向かってやってきましたし、これからもやっていきたいと思っています。

　これが私の4年間のダイヤモンド研修を受けての思いですが、現在脳外科病棟に勤務しておりまして、麻痺のある患者さまや発語できず自分の思いを訴えられない患者さまと接していると、私たちが今まで気がつかなかったことを気づかされます。例えば朝、目が覚めてすぐ歯磨きをしたい患者さまや、窓の外を眺めたい患者さまなど、個人によっていろいろな生活習慣があるのだと気がつきます。

　もし、自分自身が入院して患者の立場に立ったとき、そんな細やかなことまで気がついてくれる看護師が側にいてくれたら、とても心強くて頑張って治療を受けようという気になると思うのです。

　私も、三木市民病院で准看護師として28年勤めさせていただいていますが、特に最近では自分自身の看護への思いが変わってきたように思います。これもダイヤモンド研修の成果です。これからも、自己の成長につながっていくよう努力していきたいと思っています。

自己の成長について

ダイヤモンド研修生　准看護師　梶原久美子

　私たちの病院では、経験別の研修が行われており、5〜9年はルビー、10〜14年はサファイア、15〜19年はエメラルド、20年以上はダイヤモンド研修です。以前は、准看は准看だけの研修でしたが、現在は看護師の皆さんと一緒の研修グループです。それまでは、教えてもらうだけの研修で、依存的な考えで参加していましたが、2回目の研修で、多羅尾さんが「病院に必要な人とは」の話をされ、大変衝撃を受けたのを覚えています。本当に多羅尾さんが言われたとおりであり、そのときまでは甘えた考えの中で仕事をしていたことを反省しました。これから先、私は

病院のために何ができるのか、患者さまにのために何ができるのか、私自身は何をしたいのかを考えました。

　私にできることとして思いついたのは、入院が長期化した患者さまや、ターミナル期の患者さまの生活の援助に力を入れ、特にカットやシャンプーをしてあげることにより、少しでもさわやかな入院生活ができるようにしてあげられたらいいなと思い計画しました。現在も個人目標に上げて実施しています。今は目標を病棟内で公表していることもあり、他チームから依頼を受けることもあります。現在まで165名の患者さまのカットやシャンプーをさせていただき、私の腕も上達し、最近は男性のカットもできるようになりました。

　そんな中でうれしい思い出もたくさんあります。ターミナル期の患者さまは、痛みの苦痛、呼吸困難の苦痛、食べられない苦痛など、多くの苦痛と戦いながらその日を過ごしておられます。苦しい表情の中で伸びた髪の毛で、一層表情がつらそうになります。そんな患者さまにカットとシャンプーをしたときは、ほんのひとときではありますが、うれしそうな表情をされます。そのうれしそうな表情を見て家族も喜ばれます。カットをして数日後に亡くなられた人もたくさんおられます。そんなとき、カットをしてあげてよかったと思います。人は皆、いつまでもきれいでありたいと思うものであり、死に逝くときでも少しでもきれいで死にたいと思うものです。だから、今後も、患者さまの気分の良いときを選んで続けていきたいと思います。

　他にも良かったと思うことがあります。それは、カットをしながらいろんなお話ができ、信頼関係ができると思うことです。そんなつながりの中で、患者さまの笑顔が私の看護のやりがいになっています。

ても、ある程度経験を積んだ人が、その経験を生かして何か一つ自分の強みを持ってほしいと思っています。

例えば、「褥瘡の処置は私に任せて」とか「ストーマケアには自信があります」と言えるようになってほしいと思っています。「感染予防については私に任せて」とか、「疼痛コントロールは私に聞いて」と言えるものを身につけて、それを自分の強みにしてほしいのです。そうすることで、その人の存在価値は高まりますし、看護のレベルアップになりますし、何よりも自分の人生が充実すると思うのです。自分にその気があれば実現可能ですし、それぐらいの気概がないと医師や他の専門職と肩を並べてチーム医療に加わることはできません。

三木市民病院では、自分の強みを作った人が講師になり、口腔ケア、疼痛コントロール、呼吸管理、ストーマケア、腹臥位療法などの実践講座をシリーズで開いています。「教育は『共育』である。教える人も教えられる人も共に育つ場にする」というのが当看護部の教育方針です。実践講座を企画する過程、準備する過程、実践する過程で、一人ひとりがたくましく育っていることをうれしく思っています。

バージョンアップ・パートⅡ

ダイヤモンド研修とエメラルド研修が周囲にとてもいい影響をもたらしましたから、13年度からはさらに弾みをつけて「院内教育バージョンアップ・パートⅡ」として、サファイア研修とルビー研修を始めました。三木市民病院の教育計画は、宝石箱のような魅力に満ちています。

サファイア研修は、卒後10年から15年までのベテラン看護師が対

象です。サファイアには、賢明と誠実という意味があります。

　10年以上ともなると熟練した看護を提供できる時期でもあります。所属での自分の立場をわきまえて心のこもった看護実践を期待しています。

　サファイア研修の目的は、「個人目標の計画・実践をとおして所属に貢献できる」としています。具体的には、所属に貢献できる目標を上げて1年間目標達成に向けて取り組みます。集合研修を年2回行い、その中で個人目標の中間評価と、最終評価の発表会をしています。発表会の事前に発表原稿を提出し、研修生同士が事前に他者のレポート読み、「どの点が所属への貢献であったか。具体策は適切であったか。その他アドバイス」についてディスカッションをします。同じサファイアの仲間の発表を聞き、仲間の頑張りに刺激を受け、自分の行動を振り返り、「私も頑張ろう」という意欲につながっています。

　サファイア研修生の目標の一例は以下のとおりです。
- フィジカルアセスメントの基本的な知識・技術を身につけ看護実践に生かすことができる。
- 適切な表現で看護計画と連動した記録の充実と、スタッフへの啓蒙。
- ベネットの操作方法と点検マニュアルを作成し、所属で勉強会をする。
- ICUの患者さまの家族に対する看護計画の立案と評価・記録の方法を確立する。
- 呼吸介助法を習得しスタッフに啓蒙できる。

　院外での実践報告の事例については、図表17を参照してください。

図表17　院外での実践報告の事例

サファイアの生き生き実践報告

看護師　西川むつみ

　三木市民病院では、個人目標管理をしています。私は、卒後14年目でサファイア研修に参加しています。サファイア研修生の14年度の研修目的は、「個人目標の計画・実施をとおして所属に貢献できる」でした。行動目標は、「実践計画・実践成果をまとめることができる」です。それらのことを念頭におき、1年間取り組んだことを報告します。

　私が勤務しているICUでは、年間100例の心臓血管外科の術後の患者さまが入室され、術後の呼吸管理の難しさを感じていました。術後の経過がスムーズな患者さまは、呼吸器合併症を起こすことも少ないのですが、手術時間・麻酔・体外循環の時間延長、既往疾患、心不全、不整脈などの合併症により、呼吸器合併症を引き起こしやすくなります。そのために抜管が遅れ、術後の経過は長引き、離床も遅れることになります。そこで、早期抜管、早期離床につなげるために、術後早期より肺理学療法の実施を目標に取り組みました。

　具体的実施計画は以下のとおりです。
①研修会に参加し知識を得る。
②肺理学療法については、技術習得のために理学療法士に協力を依頼し、10月までに患者さんに実施できるようになる。
③10月までに看護計画用紙を作成する。
④看護計画用紙を10月の詰所会で提案する。
⑤11月より2月までに5症例の患者さんに実施する。

　自己評価の方法は、①〜⑤の項目がそれぞれの時期に達成できるとしました。また、目標管理での評価は5段階評価です。上半期は自己学習はできましたが、呼吸介助手技は健常者での練習しかできなかったので、中間評価の自己評価は2とし、計画に遅れをとっていたため、②〜④の実施期間を11月までに、⑤については5症例の計画を2症例に修正して取り組むことにしました。

下半期は、理学療法士の協力が得られ、他のスタッフを交えた学習会を2回行うことができました。標準看護計画を見直し、人工血管置換術とＣＡＢＧの患者さまの術後翌日より実施することができました。挿管中から実施できたため、1回換気量の増加、気道内圧の低下、気道内分泌物の除去、酸素化の改善を実感することができました。

　これらのことを考察しますと、期日が迫ってから活動するのではなく、余裕をもって実施していれば、上半期から目標が達成でき、症例数も減らすことなく、呼吸介助手技も確かなものにすることができたと反省しています。年度始めの計画に無理はなかったと思うのですが、取り掛かりが遅れたことで期日や症例数を変更しての目標達成になってしまいました。目標管理をするうえで、日々の業務や私生活との調整をしながら、タイムスケジュールをしていくことがとても大切であることを再確認しました。

　今回患者さまに呼吸介助を実施するために、他のスタッフを交えた実技の学習会が持てたこと、実施した患者さまに換気量の増加、気道内圧の低下などが見られ、呼吸介助法が効果的があることを実感できたことは貴重な体験でした。心臓血管外科の患者さまは創も大きく、挿管チューブやドレーンなどたくさんのチューブ類が挿入されています。理学療法士だけでは十分なポジションがとれないこともあり、看護師も肺理学療法の知識を深め、実施することにより患者さまに効果があることが実感できれば主体的にかかわることができます。他のスタッフに効果を実感してもらうためには自身でその効果を体験することです。その積み重ねをしていくことで、ＩＣＵケアとして確立させることができ、また所属に貢献するという目的が達成できるのだと感じました。

ルビー研修は、卒後5年から10年までが対象です。ルビーは赤い色の情熱という意味です。このクラスはほとんどが20歳代ですから、これから先三十数年の看護師人生を視野に入れて、ひたむきな情熱で看護観を磨く時期です。ルビー研修の目的は、「事例をまとめることによって、自己の看護を振り返ることができる」としています。この人たちは、全員が事例報告会をすることにしています。自分がかかわった事例を振り返り、他者の意見も取り入れて、論文にまとめて発表するという体験を通して、知識・技術を確実にし、看護観を深めてほしいと期待しています。

　卒後4年目は全員が看護研究に取り組みます。ピカピカの新卒ナースから定年退職するまで、三木市民病院に在職中はずっとどこかの研修に参加して、キャリアを発展させることになります。
　これらの研修の部長講話の主な内容の一部を要約して紹介します。

部長講話の内容の一部

勉強をする姿勢を持つ

　看護師は、看護学校で教えられた内容のことは知っておくことが義務づけられています。看護界の常識として、看護学校で教えられたことを知らなければそれは義務違反です。知っているのにやらなくても義務違反です。何か事が起こったときに、「知らなかった」「だれも教えてくれなかった」というのは通用しません。仕事に必要な知識技術は自分の責任で磨かなければ専門職とはいえません。
　最近は看護協会の支部でも、良い講師を選んで講演や研修会をしています。院内の講演会も、他の病院の人がうらやましがるような

講師を迎えています。皆さんが院内の研修にどの程度参加されているかを調べました。こうして見る限り、「勉強する姿勢が本当にあるのかな？」と疑いたくなる人があります。もちろん、勤務の都合で参加できないこともあるでしょうが、いつもいつも勤務の都合といえるでしょうか。

　今の医療界の動き、看護界の動きを知ることは、現場で働く看護師にとっては最低限必要なことです。それを知る努力もしないで、組織の批判や、不平不満は言わないでいただきたいというのが私の本音です。プライベートな時間に、気の合った仲間と軽い愚痴のこぼしあいまで「言わないで…」と言っているのではありません。勤務時間に足の引っ張り合いはやめていただきたいのです。

　社会の動きを見極め、看護職に課せられた責任の範囲を認識すれば、「やらされている」という被害者意識は持てないはずです。医療界全体が大きく変革を迫られています。どのような変革なのかは研修会や講演会に参加することで認識できます。逆に参加しなければわからないのです。近くでその時々の大事なテーマを選んで、これだけお膳立てをしているのですから、休みであろうと夜勤明けであろうと、自分の目で見て、自分の耳で聞いて、何が変わろうとしているのかを見極めることが大事です。「婦長が行ってちょうだい」と言わなくても自分から進んで参加するのが勉強をする姿勢です。

リストラの意味

　リストラは「人員整理」とか「人減らし」という意味に使われる向きがありますが、正しくは「経営の再構築」という意味です。単に人減らしをするのではなく、その人を有効に活用をするのが基本です。今いる人の力を引き出して活用することです。病院の責任で雇った人を、病院の責任でその人の活用をするということです。意識改革の遅れている人に「あなたはここではいらなくなったよ」と

言って突き放すのではなく、「必要な存在として活用する」ということです。

組織の一員であることの意味

（経営コンサルタントの斎藤清一氏の言葉から引用）

組織の一員であることの意味を海外のパック旅行にたとえます。海外のパック旅行は、旅行という目的をもった人が組織をつくり団体行動をとります。団体行動とは、指揮者の指示に従ってルールを守ることです。そして、組織的な行動をとることです。組織人に大切なことは、常識をわきまえることと、周囲への気配りです。相手の立場も考えながら、自分勝手な行動は慎まなければなりません。仲間になったツアー客への朝晩の挨拶、ガイドさんからの注意事項は忘れないようにメモをとる、集合時間の5分前には集合場所に着いておくなどは当たり前のことです。そんな堅苦しいことはイヤという人は個人で自由奔放な旅行をすればいいのです。その代わり、言葉も安全も個人の責任です。

私たちの職場も同じことがいえます。組織の決まりを守り、組織の中で期待された役割を果たすということです。勤務時間の決まり、勤務表の決まり、休みのとり方の決まり、身だしなみを整えることの決まり、言葉遣いの決まりなど、それらは病院職員としての決まりでもあるし、大人社会の常識でもあります。

そして、一番大事なことは、看護師ですから、患者さんに対して看護の責任を果たすという決まりです。これらの決まりに束縛されるのが自分には合わないと思えば、個人旅行と一緒で、フリーターでもしながら自由奔放にできる職場を探すしかないのです。組織の一員でありつづけることの条件は、自分に任された範囲で自分の役割を果たすことです。

職業を選ぶのも職場を選ぶのも個人の自由

　私たちが看護師をしているのは、だれかに強制されたわけではありません。自分の意思で看護師という職業を選んでいます。そして、私は自分の意思で三木市民病院で働いていますし、皆さんも自分の意思でこの病院で働いておられます。

　看護師になった動機はいろいろあるでしょう。親に勧められてという人もあるでしょうし、手に職をつけたいと思った人もあるでしょう。今の職場を選んだ理由も、家から近いからという人もあるでしょうし、ほかに働く職場がなかったからという人もあるでしょう。

　いずれにしても、私たちには、職業を選ぶ自由も職場を選ぶ自由も保障されています。患者さんのニーズに応える仕事がイヤなら、もっと自分に合った職業を選べばいいのです。こんな病院ではやる気がでないと思う人は、やる気の出る病院を選べばいいのです。組織の方針が気に入らないのなら、自分のポリシーに合った職場を選べばいいのです。過激な発言だと思う人があるかもしれませんが、仕事をして報酬を受け取るとはそういうことです。その代わりに私たちは、公務員としての身分が保障されているし労働基準法で守られています。

病院があなたに何をしてくれるかを問うなかれ

　アメリカのケネディ大統領の就任式の演説の言葉を引用します。これは非常に有名な言葉で、いろいろなところに引用されていますから、私自身の指標にしてきた言葉でもあります。それは、「アメリカがあなたに何をしてくれるかを問うなかれ。あなたがアメリカのために何ができるかを問え」というものです。これは言葉は簡単ですが、すごく深い意味があります。

　病院長なり、看護部長なり婦長なりが、あなたに何をしてくれるかではなく、あなた自身が患者さんのため、自分の病院の発展のた

めに何ができるか、あなた自身がどう行動をしているかです。「他力本願」ではなく、自分の力で事をなす、ということです。

うちの病院はどうだとか、先生がどうだとか言わないで、自分に任された範囲で自分の役割をきっちり果たすことです。忙しいからできないではなく、どうすればできるのか、本当に今必要なことは何なのかを考えて、仕事の優先順位も考えて、どうしても時間や人手が足りないときは、省いてもいいことと、絶対省いてはいけないことを、自分の責任において判断し、自分で行動するべきです。

人生は掛け算だ

中村みつる氏が「人生は掛け算だ」という短い詩を書いています。「人生は掛け算だ。どんなにチャンスがあっても君が0なら意味はない」という詩です。掛け算は片方が0なら何を掛けても答えは0です。自分に1のやる気があればチャンスが1回あれば1×1で答えは1になります。3回チャンスがあれば1×3で答えが3になります。自分にやる気がなくて自分が0であれば何回チャンスがあっても、0を掛ければ0にしかなりません。この場合のチャンスとは、やりがいが感じられるチャンス、心が輝けるチャンス、自分が成長できるチャンスです。あなたにチャンスが来たときに、あなたが0なら意味はないのです。私たちの仕事は、やりがいを感じるチャンスはいっぱいありますから、この仕事をとおして、やりがいを感じ、自分の人生を輝かせてほしいと思うのです。

15　やりがい支援の目標管理

　いまや目標管理は看護界のトレンドです。目標管理の研修会が大盛況です。当看護部では、1997年（平成9年）から、「やりがい支援の目標管理」をしています。私は最近いろいろなところから目標管理の講演や研修を依頼されます。しかし、私は、目標管理の理論や手法だけをお伝えする気はありません。目標管理の理論や手法だけなら、そういうことをやっておられる専門家がいますから、その人のほうがわかりやすいし、上手です。私は、目標管理の研修を依頼されたときは目標管理の話もしますが、その前に、「心のこもった看護をすることに価値を見いだせる看護職の育成」と「やりがいをもって生き生きと活動できる看護職の育成」の話をさせていただきたいとお願いしています。

　看護の対象は患者さんです。患者さんに良いケアをすることが絶対条件です。そこのところをきっちり押さえておかないと、目標管理はスタッフを管理する道具と勘違いする人が出てきます。スタッフが立てた目標を婦長が管理するのではないのです。最近、目標管理という言葉にアレルギー反応を起こして、組合活動に発展している病院があるとも聞いています。

目標による自己管理

　目標管理は、正しくは「目標による自己管理」です。個人が自分のキャリアに合った目標を立て、目標を一つひとつクリアーすることで、組織の目標達成を図りながら、職員一人ひとりが自分の成長に責任を持つことです。言い換えれば、職員一人ひとりが組織にと

って大切な人材として成長するのを支援するシステムです。そして、「自分の能力は自分で開発する」という姿勢を養うものです。行きつく先は看護のレベルアップと、個人と組織の成長でなければいけないのです。

　ですから、目標管理の研修を依頼されたときは、大半の時間を「心のこもった看護活動」と、「看護職にとってのやりがい」を共通認識するために、本書で先に述べてきた当看護部の活動を紹介することにしています。

やりがいがやりがいを生む

　私は、看護の道を歩き始めて44年になりました。長い看護師生活の間にはいろんなことがありましたが、その間、私を支えてきたのは看護に対する「やりがい」でした。自分が行った看護で患者さんや家族の利益につながったと感じたとき、私自身がうれしくなり、それが「やりがい」になって、看護師を続けることの自信と誇りにつながったように思います。

　人は「やりがい」を感じてこそ仕事が面白くなるし、仕事が面白ければさらに良い仕事をしたいという意欲につながります。意欲があれば内面が活性化し、考え方も広がり、新しいアイデアも生まれます。そして、さらに良い仕事へと発展します。

　今までに何回も述べましたが、私は本当にスタッフを大切にしたいと思っています。やりがいを感じて生き生きと活動してほしいと思っています。そして、いつも前向きに希望をもって生きてほしいと思っています。要するに仕事の中にやりがいを発見してほしいしやりがいを感じてほしいのです。

　しかし、「やりがい」というのは内発的なものですから、「やりがいを感じなさい」と言って感じられるものではないところが非常に

やっかいです。外部からの一時的な動機づけや個人の努力に任せるだけでは限界があります。お互いにやりがいを支援し合えるシステムを作ることが重要な鍵です。もし、目標管理がうまく機能しないところがあれば、もう一度看護の原点に立ち戻られることを勧めます。私たちはだれのために看護活動をしているのか、私たちは何のために看護師として採用されているのか、そして、私たちは何のために目標管理をしようとしているのかの原点に立ち戻ることです。

目標管理というと個人目標管理だけがクローズアップされているようですが、目標管理には個人目標管理と並行して、所属目標管理や委員会目標管理など、自分たちが立てた目標を最後まできっちり管理しなければなりません。組織の目標と個人の目標をいかに統合させるかが鍵です。私たちは、組織の目標を達成するために採用された人材だということを忘れてはならないのです（所属目標管理のことは、「8項」に詳しく述べました）。

組織の中の個人

病院の基本的理念
⇩ ⇧
看護部の理念
⇩ ⇧
看護部の年度目標
⇩ ⇧
所属の目標
⇩ ⇧
個人の目標

上に示すように、個人の目標は、所属目標、看護部の理念、病院

の理念に双方向性につながっているのが原則です。それが組織人の基本であり、組織力を発揮させる道です。

　当看護部では、個人の目標は本人が主体的に取り組み、達成感とそれに伴うやりがいを感じながら、所属の目標達成に貢献することを目的にしています。達成感を味わうというところがミソです。達成感を味わうことが「やりがい」につながり、次のステップへの意欲につながります。当看護部で目標管理を始めて6年が過ぎました。今では、目標管理が個人のやりがい支援のためになくてはならない道具として定着してきましたし、職場の活性化が図れました。

　それでも、最初の1～2年はぎこちないものでした。目標管理を導入するにあたっては、婦長会で一応の説明はしましたが、婦長全員が十分納得して始めたわけではありません。婦長たちは、目標管理に対する理解もさまざまでしたから、スタッフにきちんと説明できる婦長もいれば、そうでない婦長もいるという状況でした。「また看護部長がこんなことを言うのよ」と言っていた婦長もいたようです。スタッフにはそこの婦長の考えが大きく影響しますから、最初はスタッフの受け入れ方もさまざまでした。

　それでも1年間はとりあえずそれでやってきました。そして、1年が過ぎた時点で、斎藤清一先生（人事賃金管理センター代表）を招いて、「目標管理の進め方」の研修会をもちました。この研修で、目標管理がやりがい支援につながることの共通認識ができました。

自己目標管理シートの活用

　当看護部では、目標管理の道具として自己目標管理シートを使っています。自己目標管理シートを活用するうえで基本となる視点は以下のとおりです。

【目標管理シート活用の基本】
⑴各自が看護部方針または所属目標に結び付いた目標達成を図る。
⑵各自の遂行した実践を客観的に評価する。
⑶本人の意見や考えを尊重し自己啓発を促す。
⑷婦長とスタッフのコミュニケーションを図り、相互理解によって仕事のしやすい雰囲気をつくる。

　当看護部で使用している目標管理シートは図表18です。
　図表19は実際の記入例で、年度の途中までの記載ですが、この人は准看護師で20年以上のベテランナースです。目標管理を始めるまでは、ごく普通のナースでしたが、今ではダイヤモンドナースに変身しています。
　シートの左上、目標の欄には４月にこの１年間に取り組もうとしている目標を書きます。目標の一番に「患者さんと共に看護計画の立案・評価・修正までできる」をあげていますが、この人は２年続けて同じ目標に取り組んでいます。
　その下の具体的実施計画には、いつまでに、何をどうするかを具体的に書きます。この事例では「１週間以内に計画を立案する。出勤したときに受け持ち患者さんに挨拶をしてコミュニケーションを図る」としています。看護計画に１週間は長いと思う人があるかもしれませんが、脳外科病棟で経過が長いということと、１週間以内には必ずということと、患者さんと共に立てた看護計画をわかりやすいリーフレットにして患者さんに手渡すというところに注目をしていただきたいのです。
　右のページの上半分は、「過去１年間で所属に貢献できたと思うこと」と、「自己ＰＲ」の欄です。この欄はあってもなくてもいいようなものですが、目標管理シートのオアシスというか、遊びの部

分で心がホッとする部分です。この事例では、所属に貢献できたことの欄に、「准看護師の私が一生懸命やっているのを見て、他のスタッフもみんなも頑張っていると人から言われるのがうれしい。周囲に影響を与えたということも所属に貢献できたのかな？」と書いています。

　自己ＰＲの欄が空白になっていますが、ここには、個人が努力していることや、仕事上では現れない個人的なことも含めて、自分のことをもっと積極的にＰＲしようよといって書いてもらったほうがあとの面接がやりやすいです。

　4月にここまで書いて婦長に提出します。そこで婦長が第1回目の面接をすることになります。所属に貢献できたことと、自己ＰＲを書くことで、婦長はそれまで知らなかったスタッフの意外な一面を知ったり、本人が貢献できたと思うことが何なのかを知ることができます。面接の場面ではそれを話題にして、褒めたり励ましたりしながら、面接を導入しやすくしています。

目標面接

　目標管理の一番のポイントは、婦長とスタッフの対話を重視した3回の面接です。1回目の4月は目標設定時の面接で、9月は中間評価の面接、3月は1年間を最終評価の面接です。

【4月の面接の要点】
　(1)個人の目標が看護部の方針や所属目標に沿っているか
　(2)目標の高さは個人のキャリアに適合しているか
　(3)目標が具体的で客観的に評価できるものであるか
　(4)方法やスケジュールに問題はないか

　4月の面接では、目標のあげ方に注目します。個人の目標は、個人が思い思いの目標をあげればいいというものではありません。所

図表18

自己目標管理シート	平成　年度（スタッフ用）
所　属	氏　名
目標（達成すべきゴール）	具体的実施計画（方法、いつ、何を、どうするのか、工夫）

中間自己評価　月　日　5．4．3．2．1　　課長評価　月　日　5．4．3．2．1
達成状況

最終自己評価　月　日　5．4．3．2．1　　課長評価　月　日　5．4．3．2．1
達成状況

自己の新たな課題

5　できた　　4　だいたいできた　　3　半分できた　　2　あまりできなかった　　1　できなかった
（81％以上）　（80〜61％）　　（60〜41％）　　（40〜21％）　　（20％以下）

1．過去1年間で所属に最も貢献できたと思う事を具体的に記述してください	2．自己ＰＲ（得意とするものや長所等何でもよい）

<table>
<tr><th colspan="3">執務態度目標（情意目標）・自己啓発
5.できた 4.だいたいできた 3.半分できた 2.あまりできなかった 1.できなかった</th><th colspan="2">前期評価</th><th colspan="2">後期評価</th></tr>
<tr><th colspan="3"></th><th>自己</th><th>課長</th><th>自己</th><th>課長</th></tr>
<tr><td rowspan="15">執務態度（情意面）</td><td rowspan="3">規律性</td><td>就業規則や職場のルールを守り秩序の維持に努める</td><td></td><td></td><td></td><td></td></tr>
<tr><td>身だしなみ、言葉遣いをきちんとする</td><td></td><td></td><td></td><td></td></tr>
<tr><td>報告、連絡、伝達などをきちんとする</td><td></td><td></td><td></td><td></td></tr>
<tr><td rowspan="3">積極性</td><td>必要な知識、技術を常に習得しようと努力する</td><td></td><td></td><td></td><td></td></tr>
<tr><td>言われたことしかやらないのではなく、期待以上にやろうとする</td><td></td><td></td><td></td><td></td></tr>
<tr><td>良いと思ったことは進んで実行する</td><td></td><td></td><td></td><td></td></tr>
<tr><td rowspan="3">協調性</td><td>組織の中で自分の位置や立場を理解しふさわしい行動をとる</td><td></td><td></td><td></td><td></td></tr>
<tr><td>全体のことを考え、他人の仕事でも自発的に手伝う</td><td></td><td></td><td></td><td></td></tr>
<tr><td>陰日なたなく骨身を惜しまない</td><td></td><td></td><td></td><td></td></tr>
<tr><td rowspan="3">責任性</td><td>与えられた仕事は責任を持って最後までやり遂げる</td><td></td><td></td><td></td><td></td></tr>
<tr><td>困難な状況においても自己の最善を尽くそうとする</td><td></td><td></td><td></td><td></td></tr>
<tr><td>仕事の経過や結果を確実に報告している</td><td></td><td></td><td></td><td></td></tr>
<tr><td rowspan="2">自制心</td><td>患者さまや家族の前で感情のコントロールができている</td><td></td><td></td><td></td><td></td></tr>
<tr><td>いやなことや困難な状況でも忍耐強く物事を受け止めている</td><td></td><td></td><td></td><td></td></tr>
<tr><td rowspan="2">共感性</td><td>患者さまの話に耳を傾け、おもいやりの態度で接している</td><td></td><td></td><td></td><td></td></tr>
<tr><td></td><td>患者さまを受容し心を通わせる看護が提供できている</td><td></td><td></td><td></td><td></td></tr>
<tr><td rowspan="8">自己啓発</td><td rowspan="4">管理</td><td>患者さまの安全を考え、常に事故防止に向けて行動している</td><td></td><td></td><td></td><td></td></tr>
<tr><td>時間内に仕事を計画的に実践し、時間管理が上手にできている</td><td></td><td></td><td></td><td></td></tr>
<tr><td>経済的側面に注意を払い無駄を省く努力をしている</td><td></td><td></td><td></td><td></td></tr>
<tr><td>所属やチームの目標を知り、目標達成に向けて活動している</td><td></td><td></td><td></td><td></td></tr>
<tr><td rowspan="4">教育</td><td>意欲的な自己目標を設定し取り組んでいる</td><td></td><td></td><td></td><td></td></tr>
<tr><td>キャリア開発に向けて課題、目標を明確にして取り組んでいる</td><td></td><td></td><td></td><td></td></tr>
<tr><td>積極的に院外、院内の研修に参加している</td><td></td><td></td><td></td><td></td></tr>
<tr><td>研修参加だけでなく、学んだことを看護実践に生かしている</td><td></td><td></td><td></td><td></td></tr>
</table>

図表19　記入例

自己目標管理シート

平成12年度

| 所　属　　4東 | 氏　名　　Y.F |

目標（達成すべきゴール）
1．患者さんと共に看護計画の立案・評価・修正までできる

2．クリティカルパスを学習し、マニュアルを完成する

具体的実施計画（方法・いつ・何を・どうするのか・工夫）
　1．について
　　①1週間以内に計画・立案し、患者さんにも渡す。
　　②出勤したときは一番に挨拶に行き、患者さんとのコミュニケーションを図る。
　　③患者さんの立場に立ってものごとを考える。
　2．について
　　①クリティカルパスの勉強会に参加する。
　　②グループで話し合う。
　　③1つは完成に持っていく。

中間自己評価10月2日　5　④　3　2　1	婦長評価10月27日　⑤　4　3　2　1
達成状況 　①に対しては受け持ち患者さん全員に渡せている。長期の場合は評価・修正までできている。 　②に対しては、今は順調に進んでいる。	目標①については、コツコツと日々努力されています。受け持ち看護婦として患者さまに対する思いは、本当にすごいし、他のスタッフに対してもいい影響が出ています。ダイヤモンドに値するだけの経験を実践の場面でも発揮されていると思います。下半期もこの調子で頑張ってください。 目標②については、グループで計画どおりできているようですね。下半期病棟の勉強会・パス作成に頑張ってください。
最終自己評価　月　日　5　4　3　2　1	婦長評価　月　日　5　4　3　2　1
達成状況 	
自己の新たな課題	

5.できた(81%以上) 4.だいたいできた(80〜61%) 3.半分できた(60〜41%) 2.あまりできなかった(40〜21%) 1.できなかった(20%以下)

	1. 過去1年間で行った仕事で、所属に最も貢献できたと思うことを具体的に記述してください。	2. 自己PR（自分の得意とするもの、長所等何でも結構ですのお書きください）
	准看護婦の私が一生懸命やっているのを見て、他のスタッフも皆頑張っている。人からそう言われることがあり、うれしい。そういうことも所属に貢献できたのかな？と思う	

	執務態度目標（情意目標）	評価	
		自己	婦長
規律性	ルールを守り職場秩序の維持に努める	＋	＋
	報告・連絡・伝言などをきちんとする	＋	＋
	服装・身だしなみに留意する	＋	＋
	言葉遣い・態度・マナーをきちんとする	＋	＋
	上司の指示命令に対して相応しい応答態度でこたえる	＋	＋
	院内外関係先・お客様に対し真摯な態度で接する	＋	＋
積極性	必要な知識・技術を常に習得しようと努力する	＋	＋
	「自分にやらせてほしい」と進んで申し出る	±	±
	言われたことしかやらないのではなく、期待以上にやろうとする	±	±
	仕事に能動的に対処しようとする意欲がある	＋	＋
	尋ねられるまで意見をいわないのではなく、進んで発言する	±	±
	良いと思ったことは進んで実行する、または進言する	＋	＋
	ソツなくこなすのではなく、仕事を通じて自分を高めようとする	＋	＋
協調性	他人の仕事でも自発的に手伝う	＋	＋
	周囲と調和するように心がける	＋	＋
	興味や関心のあることだけに手を貸すような選り好みをしない	＋	＋
	人が嫌がるようなことを進んでやるようにする	＋	＋
	人と一緒に協力してやることを嫌がらない	＋	＋
	全体のことを考えて行動する	＋	＋
責任性	与えられた仕事は最後までやり遂げる	＋	＋
	自分の仕事を、期日までに目標どおりやり遂げようとする	＋	＋
	指示されたことは忘れず実行する	＋	＋
	自分の役割を認識している（リーダー・サブリーダー・メンバー・委員等）	＋	＋
	仕事の経過や結果を、確実に上司に報告している	＋	＋
	責任は回避しない	＋	＋
	自分の仕事を、勝手に他人に依頼したり押しつけたりしない	＋	＋

評価基準

属の目標につながっているかを見るのが1つのポイントです。本人が主体ですから本人の意思を尊重し、本人が納得のうえで目標を設定しますますが、本人の言うままでよいということにはなりません。まずい目標をあげている人には修正を促します。

　2つ目のポイントは、その人のキャリアに適合しているかどうかです。その人の職場でのポジションを本人に自覚させることから始めます。3年目には3年目なりの、ベテランにはベテランなりの職場でのポジションを自覚させたうえで、個人のキャリア開発を念頭におき、本人に期待することを述べます。キャリアを積めば積むほど難易度の高い目標にチャレンジすることになります。目標が高いときや難しい目標にチャレンジさせるときはペアを組ませるのもよいようです。一人では「できません」と言って投げ出す人も、ペアを組むことで、相手にも少しは気を使って、わがままも抑えながら協調する姿勢が養えます。

　3つ目のポイントは、評価できる目標になっているかです。「ここまでできたら良し」とする評価基準を明確にしておかなければ達成感につながりません。目標管理を始めた当初は、「○○の勉強をする」とか、「勉強会に参加する」という目標をあげる人がいましたが、それは専門職である看護師の目標としてはお粗末です。専門職は、仕事に必要な勉強はして当たり前です。勉強した事をどのように仕事に反映させるか、勉強したことが患者さんのどの部分に役立てるかというところまで決めておかないと評価ができません。

　以前は「心のこもった看護をする」という目標をあげる人もいましたが、これはスローガンで目標とはいいません。こんな場合は「あなたはどんなことが心のこもった看護だと思いますか？」「その中のどんなことならできそうですか？」と質問を繰り返しながら目標を絞り込みます。

【9月と3月の面接の要点】
　(1)目標の達成度はどうであったか
　(2)達成過程でどのような工夫や努力をしたか
　(3)評価した根拠は何か

　9月と3月の面接では、本人が先に自己評価をして提出します。その後に婦長が面接日を設定し、2人で目標管理シートを見ながら1時間程度の時間をかけて面接をします。達成状況や評価の理由など、本人の言い分をよく聞いてから婦長の考えを伝えます。自己評価と婦長評価が違うときは、お互いになぜその評価にしたのかについて意見交換をします。特に本人の評価より婦長評価の方が低いときは、本人のやる気を損なわないように、婦長の考えをきちんと伝え納得するように話し合います。本人の平素の行動を見て、褒めるところはきっちり褒め、励ますところは励まして、考え方や行動を変えてほしいことがあればそれもきっちり伝えます。

【執務態度目標】
　右頁の下半分は執務態度目標（情意目標）です。執務態度は、組織人として必要な、規律性・積極性・協調性・責任性を意識して行動してほしいという思いもありましたが、個人目標が達成できなかった人に対して、執務態度でプラスの評価ができれば「やる気」にもつながるし、婦長の目標面接がしやすくなるとの考えもありました。これも9月と3月に自己評価と婦長評価をします。

婦長が良きアドバイザー

　目標管理は、個人のやる気を引き出し、持っている力が発揮できるように支援するのが目的ですから、婦長が良きアドバイザーであり、良きサポーター役でなければなりません。そのために目標面接が一番重要なポイントとなりますが、これが婦長のパワーの見せど

ころです。普通の病棟で24～25人、多いところでは40人のスタッフを抱えていますから、その一人ひとりと向き合って面接をするためには、その準備も含めて婦長は大変なエネルギーを使うことになりますが、面接の仕方で、スタッフの成長はもちろん、そこで提供されるケアの質が違ってきます。エネルギーを使うだけの価値があるというものです。

目標管理シートについてのアンケート調査

「目標管理シート」を導入して2年後と4年後に、このやり方が、個人の「やりがい」を支援するのに役立っているかを知るためのアンケート調査をしました。設問と結果は図表20～図表22のとおりです。

平成10年度と12年度の結果を対比しています。この数字が示しますように、すべての質問で目標管理シートが自己啓発につながり、やりがい支援に効果があったと評価できます。

質問1の「自己目標は達成できたか」では、「できた・ややできた」を併せると90％の人がほぼ達成できたとしています。個人目標は、組織目標との統合をポイントにしていますから、個人の目標がほぼ達成できたということは、所属目標や看護部の方針に貢献できたことになります。

質問3の「自己目標の設定は自己啓発につながったか」では、「つながった・ややつながった」が90％でした。個人目標の設定は、婦長と面接をしながら自らの意欲と能力を照らして、自分の責任で設定しますから自己啓発につながるところが大きいといえます。

質問4「目標管理シートは1年間の行動の振り返りになったか」では、「なった・ややなった」が93％でした。「自己目標管理シート」での目標の設定や評価は、スタッフにとっても看護部の組織にとっ

ても効果的であると評価できます。

アンケートから見えた問題点

しかし、このアンケートからはいくつかの重大な問題点が明らかになりました。

質問7「婦長面接で自分の思いを十分伝えることができたか」では、「できた・ややできた」は87％でした。しかし、平成10年度の結果では9％の人が「婦長に自分の思いを伝えることができなかった」としています。人数にすれば16人ですが、その人たちが10年以上のベテランであったことは私にとって大きな衝撃でした。

しかもこの人たちは、「婦長のアドバイスは適切であったか」にも「適切でなかった」と答え、「やる気につながったか」にも「やる気につながらなかった」と答えています。10年以上のベテランともなると、自分の考えを言葉に出して伝え、職場を良い方向に動かしてほしいと期待している人たちです。本当に婦長に自分の思いが伝えられなかったのか、伝える気持ちがなかったのか、伝えるだけのものを持っていないのか、それとも目標管理そのものに反発しているのかはわかりませんが、ベテランの中にこういう人がいること事態、私につきつけられた大きな課題と受け止めました。自分の意見も言わないで他人を批判するだけのベテランにはなってほしくないのです。不平や不満を言っている間はやりがいは感じられないし、組織にマイナスに作用するだけです。

質問13「執務態度目標は自分の行動の振り返りになったか」では、「なった・ややなった」が86％でした。執務態度目標は先に述べましたように、自己目標が達成できなかった人に対しても、加点評価をしたいとの思いがありました。自由意見の欄には「半年に1回自分を振り返るチャンスになっている」と建設的に受け止めている人

図表20

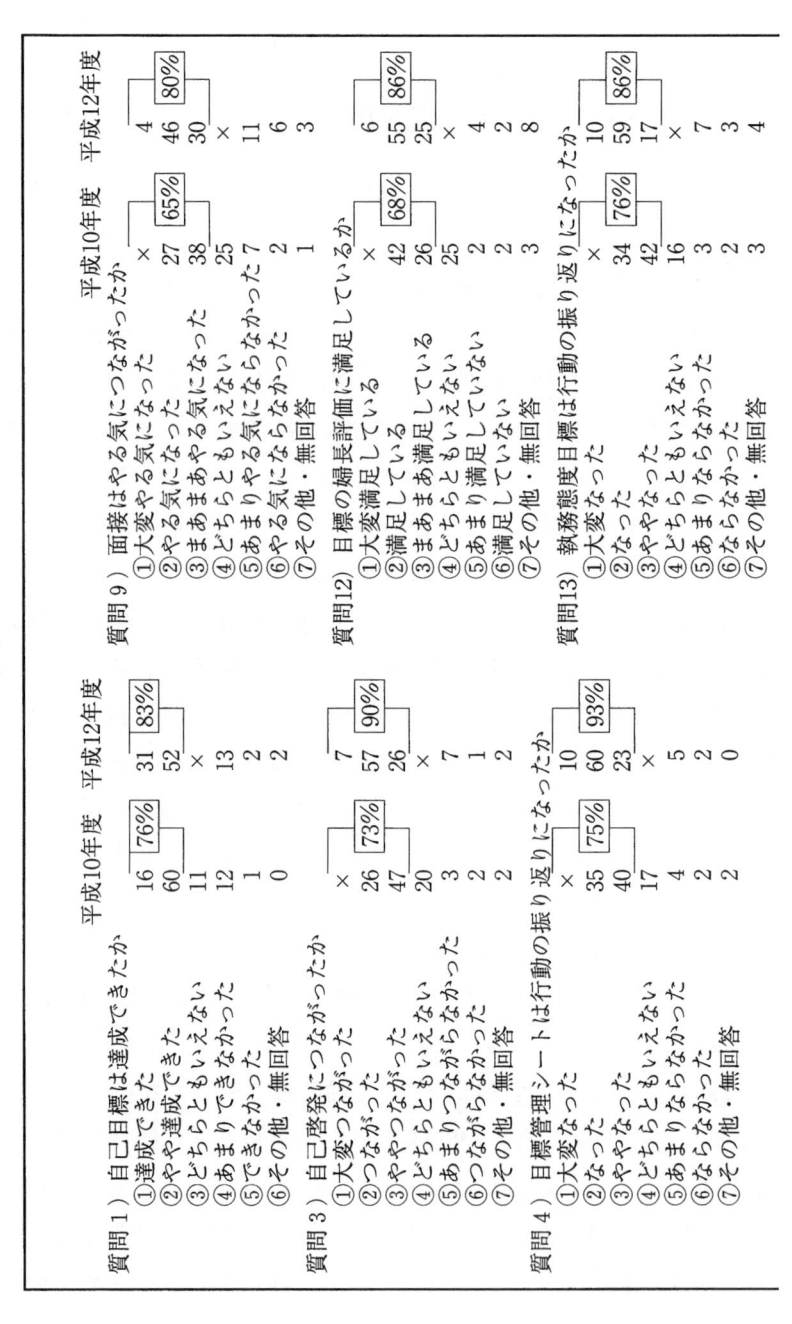

質問1） 自己目標は達成できたか

	平成10年度	平成12年度
①達成できた	16 [76%]	31 [83%]
②やや達成できた	60	52
③どちらともいえない	11	×
④あまりできなかった	12	13
⑤できなかった	1	2
⑥その他・無回答	0	2

質問3） 自己啓発につながったか

	平成10年度	平成12年度
①大変つながった	×	7
②つながった	26 [73%]	57 [90%]
③ややつながった	47	26
④どちらともいえない	20	×
⑤あまりつながらなかった	3	7
⑥つながらなかった	2	1
⑦その他・無回答	2	2

質問4） 目標管理シートは行動の振り返りになったか

	平成10年度	平成12年度
①大変なった	×	10
②なった	35 [75%]	60 [93%]
③ややなった	40	23
④どちらともいえない	17	×
⑤あまりならなかった	4	5
⑥ならなかった	2	2
⑦その他・無回答	2	0

質問9） 面接はやる気につながったか

	平成10年度	平成12年度
①大変やる気になった	×	4
②やる気になった	27 [65%]	46 [80%]
③まあまあやる気になった	38	30
④どちらともいえない	25	×
⑤あまりやる気にならなかった	7	11
⑥やる気にならなかった	2	6
⑦その他・無回答	1	3

質問12） 目標の伸長評価に満足しているか

	平成10年度	平成12年度
①大変満足している	×	6
②満足している	42 [68%]	55 [86%]
③まあまあ満足している	26	25
④どちらともいえない	25	×
⑤あまり満足していない	2	4
⑥満足していない	2	2
⑦その他・無回答	3	8

質問13） 執務態度目標は行動の振り返りになったか

	平成10年度	平成12年度
①大変なった	×	10
②なった	34 [76%]	59 [86%]
③ややなった	42	17
④どちらともいえない	16	×
⑤あまりならなかった	3	7
⑥ならなかった	2	3
⑦その他・無回答	3	4

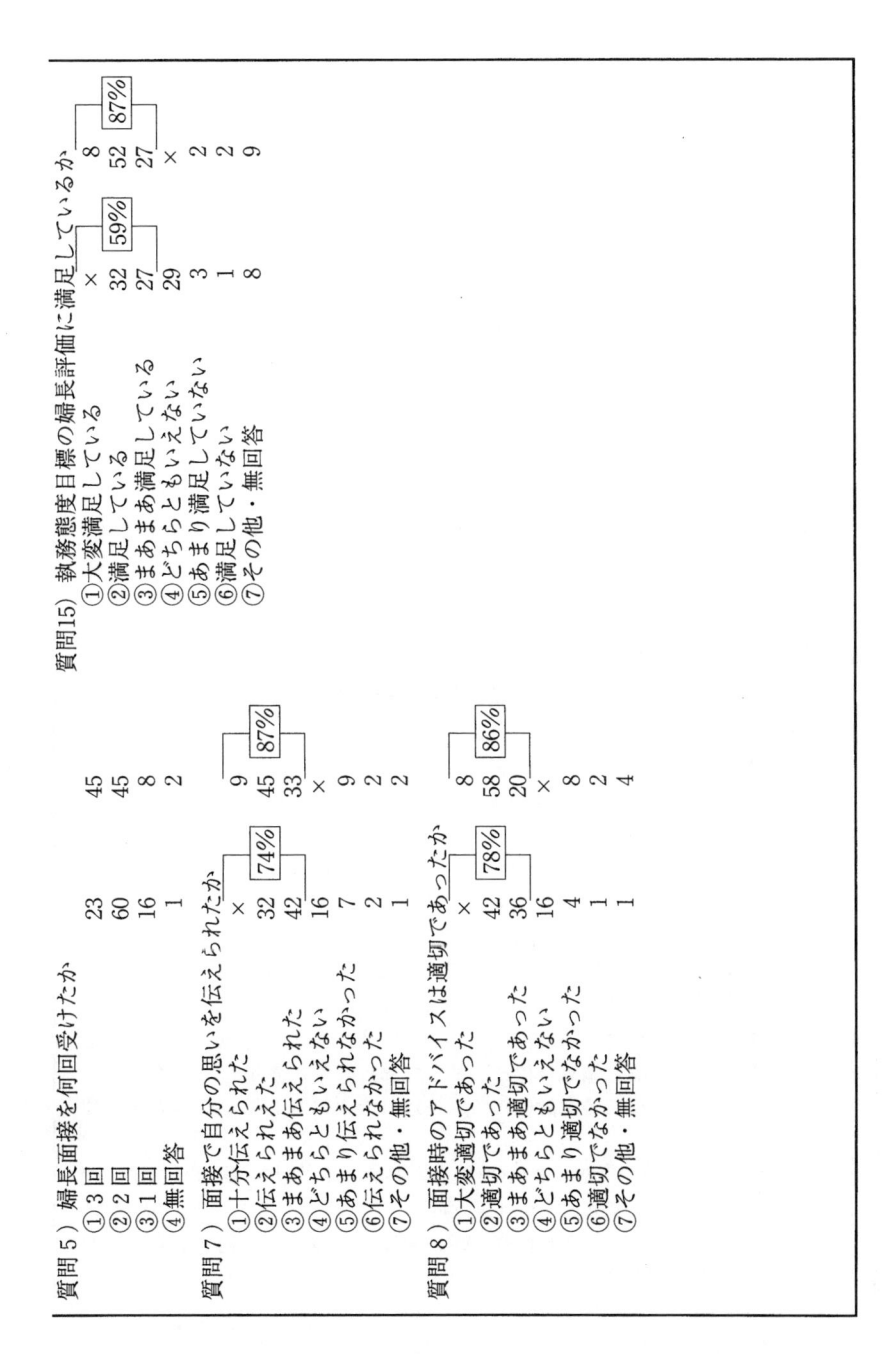

質問5) 婦長面接を何回受けたか

	A	B
①3回	23	45
②2回	60	45
③1回	16	8
④無回答	1	2

質問7) 面接で自分の思いを伝えられたか

	A	B
①十分伝えられた	32	9
②伝えられた	42 ⎤ 74%	45 ⎤ 87%
③まあまあ伝えられた	16	33 ⎦
④どちらともいえない	7	×
⑤あまり伝えられなかった	2	9
⑥伝えられなかった	1	2
⑦その他・無回答		2

質問8) 面接時のアドバイスは適切であったか

	A	B
①大変適切であった	42 ⎤ 78%	8
②適切であった	36 ⎦	58 ⎤ 86%
③まあまあ適切であった	16	20 ⎦
④どちらともいえない	4	×
⑤あまり適切でなかった	1	8
⑥適切でなかった	1	2
⑦その他・無回答		4

質問15) 執務態度目標の婦長評価に満足しているか

	A	B
①大変満足している	×	8 ⎤ 87%
②満足している	32 ⎤ 59%	52 ⎦
③まあまあ満足している	27 ⎦	27
④どちらともいえない	29	×
⑤あまり満足していない	3	2
⑥満足していない	1	2
⑦その他・無回答	8	9

図表21　自己目標管理シートに関するアンケート（スタッフ用）
（平成11年7月13日　看護部長室）

1．氏　　　名（自由記載）　（　　　　　　　）
2．所　属　名　　　　　　（　　　　　　）
3．平成10年度に面接を受けた婦長名（　　　　　　　）
4．職　　　種　　　　①助産婦・看護婦（士）　②准看護婦
　　　　　　　　　　　③看護補助員
5．卒後経験年数　　　①1年目　②2〜3年目　③4〜5年目
　　　　　　　　　　　④6〜10年目　⑤11〜20年目
　　　　　　　　　　　⑥21年目以上
6．以下の質問にお答えください。
　1）平成10年度の自己目標は達成できましたか。
　2）1）の質問で、①できたに答えられた方に質問します。達成したという満足感は得られましたか。
　3）自己目標を設定したことで自己啓発につながったと思いますか。
　4）『自己目標管理シート』を使用することで、1年間の自分の行動の振り返りの機会になりましたか。
　5）平成10年度は婦長との面接を何回受けましたか。
　6）面接の日程は計画的でしたか。
　7）面接では自分の思いを十分に伝えることができましたか。
　8）面接時のアドバイスは適切でしたか。
　9）面接はやる気につながりましたか。
　10）面接の時間は適当でしたか。
　11）目標に対して自己評価はしにくかったですか。
　12）目標に対して婦長評価に満足していますか。
　13）執務態度目標（情意目標）は組織人として必要な項目ですが、自分の行動の振り返りになっていますか。
　14）執務態度目標（情意目標）に対して自己評価はしにくかったですか。
　15）執務態度目標（情意目標）に対して婦長評価に満足していますか。
　16）執務態度目標（情意評価）は婦長以外の人にもしてほしいと思いますか。
　17）16）の質問で①思う②やや思うと答えられた方に質問します。だれにしてほしいですか。（複数可）
　18）『自己目標管理シート』や『婦長面接』について、何か意見があればお書きください。

もいれば、「小学生のようなレベルで管理されているような気がする」と批判的に受け止めている人もいました。

スタッフの中には、何回注意をしても遅刻を繰り返す人、身だしなみに無頓着な人、ベテランなのに自分のペースでしか仕事ができない人、協調性に欠ける人、責任を転化する人など、執務的態度が取れていない人がいるのも事実です。小学生のようなレベルかどうかは内容を見れば判断がつきます。こういうことをいう人は組織に反発している人です。どんなに専門知識が高くても、技術が優れていても、組織の一員としての自覚に欠ける人は、組織の和を乱し周囲のやる気の邪魔をします。

目標管理シートに対する意見

目標管理シートに対する意見として、「目標管理シートを書くことによって、１年間の行動目標をじっくり考え、方向性を見つけることができるので、大いにやりがいにつながる」という肯定的な意見が多数ありました。しかし、「目標管理シートは、自分で管理するというより管理されているようで圧迫感を感じます。目標管理シートでは自由な考え方や発想はできないと思う」という否定的な意見もありました。

「目標管理シート」は、スタッフを管理するために導入したものではありません。個人のやる気を引き出し、個人の成長をサポートしたいとの思いで始めたことです。目標はあくまでも本人が主体で、その人の自由裁量で設定しているのですから、自由な発想や考え方が育たないということにはなりません。こちらの意図が正しく伝わっていないのですから、きちんと伝える努力をしないといけないのですが、だいたいこういう意見を出す人は、組織にソッポを向いている人です。どんな組織にも２割はソッポを向く人がいるといわれ

図表22 自己目標管理シートに関するアンケート（婦長用）

1. 氏　名（　　　　　　　）　　2. 婦長経験年数　　　年

3. 下記の質問にお答えください。

1)「自己目標管理シート」の使用によって、各個人の1年間の行動の振り返りの機会になっていると思いますか。
　①思う　②やや思う　③どちらともいえない　④あまり思わない　⑤思わない

2) 自己目標を設定したことで自己啓発につながっていると思いますか。
　①思う　②やや思う　③どちらともいえない　④あまり思わない　⑤思わない

3) 目標を達成したという満足感はスタッフに感じられますか。
　①感じられる　②やや感じられる　③どちらともいえない　④あまり感じられない　⑤感じられない

4) 面接は計画的にできましたか。
　①できた　②ややできた　③どちらともいえない　④あまりできなかった　⑤できなかった

5) 面接では婦長の思いを十分伝えることはできましたか。
　①できた　②ややできた　③どちらともいえない　④あまりできなかった　⑤できなかった

6) 面接時の婦長のアドバイスは適切であったとスタッフは感じていると思いますか。
　①思う　②やや思う　③どちらともいえない　④あまり思わない　⑤思わない

7) 婦長面接はスタッフのやる気に影響を与えたと感じますか。
　①感じる　②やや感じる　③どちらともいえない　④あまり感じない　⑤感じない

8) 目標の「婦長評価」はしにくかったですか。
　①しやすかった　②ややしやすかった　③どちらともいえない　④ややしにくかった　⑤しにくかった

9) 情意目標の「婦長評価」はしにくかったですか。
　①しやすかった　②ややしやすかった　③どちらともいえない　④ややしにくかった　⑤しにくかった

10) 平成10年度の面接はどれぐらいできましたか。
　第1回目　①全員できた　②80～99%できた　③50～79%できた　④49%以下
　第2回目　①全員できた　②80～99%できた　③50～79%できた　④49%以下
　第3回目　①全員できた　②80～99%できた　③50～79%できた　④49%以下

11) 「自己目標管理シート」や「婦長面接」について、何か意見があればお書きください。

15　やりがい支援の目標管理

ています。当看護部でいえば2割は50人になりますから、大変なお荷物ということになります。

　私は、これらの結果を見て、ベテラン看護師の意識改革のための研修をしようと思いました。それが、先に述べました「寝たきり看護師0作戦」につながったわけです。このとき、アンケートに不平不満をぶつけた人たちは、ダイヤモンド研修やエメラルド研修に触発されて、今では積極的に目標を掲げて生き生きと活動しています。

婦長にもアンケート調査

　スタッフのアンケート調査と同じ時期に、婦長にも並行質問のアンケートを取りました。スタッフの結果と対比して、認識のズレはないかを見るためです。「面接時のアドバイスをスタッフは適切と感じているか」という質問では、婦長の73％は「どちらとも言えない」と答えています。また、「婦長面接はスタッフにやる気を与えたと感じるか」の質問も55％が「どちらとも言えない」としています。この結果から、婦長たちは面接に確かな手応えを感じ取ることができないでいることがわかりました。しかし、スタッフの78％が婦長のアドバイスは適切であったと答えており、68％がやる気につながったと答えていることから、婦長面接は確実に成果を上げていると言えます。

　1年間の面接回数では、「3回の面接を受けた」と答えたスタッフは16％でしたが、婦長の55％が3回実施したと答えています。このズレの原因は、面接を設定しても、現場では患者さんの急変や緊急事態が発生したりして、計画どおりにできないことがあります。そんなときは空いた時間に急きょ短時間で面接を終えたり、立ったままでとりあえず婦長評価だけを伝えたりということがあったようです。婦長は面接をしたと思ってもスタッフは面接を受けたと感じ

ていないのです。面接を受けなかった人は自分が無視されたと思い、不公平さを感じますからやる気に影響します。目標面接は、時間と場所を確保して、きちんと向き合って行うのが原則です。勤務表をみて面接計画を立て、面接をする方も受ける方も面接も業務の一環と考えて業務調整をして時間を確保するのが成功の鍵です。

　9月の中間面接や3月の面接は、個人の思いや達成状況を聞きながら婦長評価を伝え、今後に生かすのが目的ですから、婦長は効果的な面接ができるようにコミュニケーション技能を高めなければなりません。最初の年は、目標管理に対する婦長の理解もさまざまでしたから、1〜2回の面接しかできない婦長が多かったようですが、今では全婦長がきちんと計画を立てて、3回の面接ができるようになっています。

　日々忙しいなかで婦長面接は大変な労力を伴いますが、面接を通してスタッフを育成し、結果としてケアの質を高め、組織の成長につながりますから、婦長はここにたくさんのエネルギーを注いでほしいと思っています。

フィードバックメモ

　面接のときに使うと便利なメモです。面接をする前の準備として、このようなフィードバックメモ（図表23　育成面接フィードバックメモより引用）を用意されることをお勧めします。

　①　導入部

　面接の始まりの導入部は、ねぎらいの言葉から始めます。ここでは苦労させた事実やフォローが足りなかったことがあれば、「私の配慮が足りなくて申しわけなかった」ときちんと謝ります。

　②　ほめる点

　「忙しいのによくやりますね」「○○さんがあなたのことを褒め

図表23　育成面接（フィードバック）メモ

被面接者		面接者	
	フィードバックのポイント	育成プラン	
導入部		◆育成目標	
ほめる点		◆方　法 　◇OJT	
注意する点		◇Off・JT	
育成点		◇SD ◇その他	
エンディング			

楠田丘・斎藤清一共著　『看護職の人材育成と人事考課のすすめ方』（経営書院）
P194の「育成面接（フィードバック）メモ」より引用

ていたよ。私もうれしかったわ」と具体例を出してほめます。

③ 注意する点

あなたにもっと成長してほしいので2～3の注意点を言いますがいいですか、と了解をとり、注意する点を事実に基づいて具体的に話します。

④ 育成点

組織の中で「さすが」と言われるように育ってほしい。そのためには、こういうところをこのようにしたらどうですかと、その人の成長への願いを込めて言います。

⑤ 育成目標

本人がどうなりたいと思っているのか、どうしたいと思っているのかをよく聞くことです。そのうえで期待していることを伝えます。チャレンジしてほしいことがあれば、それも伝えます。ここで個人の目標の達成状況や行き詰まっていることについてしっかり話し合います。

⑥ ＯＪＴ現場での指導

「あなたがそうなりたいのであれば、私はこのことについて注意して見せてもらいますよ。いいですか？」と確認をとります。「お手伝いすることがありますか？」と聞いてみるのもいいでしょう。

⑦ Ｏｆｆ・ＪＴ

現場を離れての研修です。適当な研修があれば勧めます。これは、婦長が普段からその人の目標なり取り組む姿勢なりをよく見て、この人を何とかサポートしようという気持ちがなければなかなか適切にアドバイスすることはできません。

⑧ ＳＤ　自己啓発

適当な参考図書などを勧めます。「この本を読んでいつまでに感想を書いてください」というところまで言ったほうがいいです。そ

して、感想が出てくるとその後のフォローまできちんとすれば念がいっています。

⑨　その他

その他では、個人的な悩みや本人の要望があれば聞いておきます。

⑩　エンディング

「それにしてもあなたはすごい！」とほめる点をもう一度強調します。「一緒に頑張ろう」と激励もします。そして、面接を受ける人が「応援してもらっているから頑張ろう」という気持ちになることが大事なことです。面接をする方もされる方もお互いにハッピーになれる面接ができるように面接技能を高めたいものです

そうするためにも、フィードバックメモで面接のストーリーをイメージして準備をされることを勧めます。話の流れによっては本題からそれてしまうこともありますから、適当な場面でこのメモに戻り、褒めるところはきちんと褒める、注意をするところはきちんと注意する、励ますところはきちんと励ますということが大事です。これは自分のメモで、気軽に箇条書き程度で十分ですが、自分の手元に残して次の面接の参考にされることをお勧めします。

脳外科病棟の個人目標一覧表

　脳外科病棟のナースの目標一覧表を図表24に提示しています。この病棟では何人かがグループを組んで同じ目標にチャレンジしています。上の4人目までは、腹臥位療法を病棟に取り入れようとしています。その人のキャリアに合わせて、グループのリーダーになる人、勉強会の講師を引き受ける人など役割を分担しています。その下の2人は「嚥下障害の患者さんの経口摂取訓練に取り組んでいます。この表では紙面の都合上2人分しか出していませんが、実際には5人がグループを組んでいます。このグループのリーダーは、2

年ほど続けて1人で経口摂取訓練に取り組んでいましたが、仲間が増えてグループ活動に発展しています。

グループで取り組む時の注意点は、グループの影に隠れる人をつくらないことです。これは個人目標ですから、グループの中でそれぞれのキャリアにあった目標を設定し、グループ全員で目標が達成できるように支援し合います。

外来看護師の責任

外来ナースの役割の範囲が広がりました。在院日数が短縮され、以前は入院で医療を受けていた人が外来での医療に切り替わったのですから、医療行為の量も増え、相談・指導・説明といった場面も格段に広がっています。

当看護部では、数年前から外来での受け持ち制に取り組んでいます。外来で患者さんと共に看護計画を立てるという取り組みもしています。糖尿病で生活指導の必要な人や、ストーマの自己管理ができない人など、ナースが継続的にかかわったほうがいい症例を受け持ち外来で継続的にかかわります。退院時サマリーの「この人はこんなところを外来でフォローしてください」というのを受けて外来で看護を継続する責任があります。外来ナースの目標一覧表を図表25に提示します。

当院の外来は大半がパート・ナースです。以前はパート・ナースは研修もしていませんでした。「カルテを上手にさばけたり、診察がスムースに流れれば良し」としていましたが、やはりパートといえども仕事を通して自分の成長を実感してほしいし、同じ看護職として大切にしたいと思いますから、今では正規職員と同じようにしています。最初のうちは「○○の勉強会に参加する」という程度の目標でしたが、今では「勉強したことをまとめて発表する」「勉強

図表24　脳外科病棟の個人目標事例

	目標	具体的実施計画
主任	1. リーダー・サブリーダーが役割意識を持ち続けられ、役割が果たせるよう支援する。 2. 腹臥位療法を実践し、グループのまとめ役としてケースレポートがまとめられる。 3. 押しつけにならないようアサーティブに伝えることができる。	リーダー・サブリーダーのコミュニケーションが十分図れるよう助言する。メンバーの意見をよく聞き、前向きに話し合いができるように支援する。 グループ活動が計画どおり実施できるように指導する。 受け持ち患者さんの研修での学びが生かせるよう、スタッフの意見をよく聞き、自分の考えをさわやかに伝える。
看護師	1. 腹臥位療法のリーダーとして、4東に腹臥位療法を定着させる。 2. ケースレポートをまとめる。	5月…資料集め。研修会に参加。ビデオ学習 6、7月…8月の勉強会に向けグループで話し合い資料作成 8月…詰所での勉強会(腹臥位療法とは。目的。合意基準) 9月…実技の資料作り。 10月…腹臥位療法実技研修。方法。患者の選択基準。 11、12月…A・Bチームで各1名患者を選択し実施する。
看護師	1. 腹臥位療法を取り入れるため、効果・留意点を学び、実践に生かすことができる。	1) 資料や文献ビデオをもとに独自の資料を作る…5月 2) 学んだことをもとに関する研修会に参加する。 3) 腹臥位療法の技術を習得する…8〜9月 4) 実際に2名の患者さんに実施し評価する…11〜12月 5) 実施に腹臥位療法の患者さんに受け持ち症例をまとめる。
准看護師	1. 腹臥位療法を学び病棟に取り入れることができる。	5月までに資料発行による学習会を続ける。 6月7月に1回目の詰所の勉強会 8月に2回目の詰所の勉強会(ビデオ学習。文献学習) 10月に腹臥位療法の勉強会をサポートする。実技演習 11月に腹臥位療法の対象患者の受け持ちをする。 12月に受け持ち症例をまとめる。
主任	1. 脳外科に必要な知識技術を学びスタッフと共有することができる。 2. 嚥下障害患者の看護の知識を深め病棟内で共有する。	昨年行っている学習会を続ける。文献による学習会を続ける。 画像診断グループの勉強会をサポートする。経口摂取訓練のマニュアル作成。

看護師	3. スタッフに平等に接することができる。 1. 嚥下障害の評価表を見直し修正する。 2. 嚥下障害の間接訓練のマニュアルを作成し、1月の勉強会ではスタッフ主体的にマスターに説明できる。 　リラクゼーション 　アイスマッサージ 　舌の運動　など
看護師	1. プリセプティーが成長できるように援助する。 2. パスのリーダーとして役割を果たす。
看護師	1. チームメンバーとして時間配分を考えスタッフとして時間内に行動できる。 2. プリセプターの役割を果たすことができる（プリセプティーのチェック項目が80%以上になる）。
看護師 (1年目)	1. 良い人間関係を築きスタッフの一員として日常業務が行える。 2. 日々の振り返りをする。
補助員	医療スタッフの一員として患者さまに満足していただける環境整備をする。

3. スタッフに平等に接することができる。
チーム会で自分の課題について話をする。10月と3月にチーム内でのアンケートによる評価と婦長の評価をもらう。

1. 嚥下障害の評価表を見直し修正する。
2. 嚥下障害の間接訓練のマニュアルを作成し、1月の勉強会ではスタッフ主体的にマスターに説明できる。
5～6月…既存の嚥下評価表を実際に使用し修正する。
7月…嚥下障害について病棟全体の勉強会を実施。
8月…間接訓練のマニュアル作成。
9～11月…間接訓練の実施した手技で実施し評価する。
1月…間接訓練について統一した手技で実施し評価。メンバーで項目ごとに担当を決めて講師となり病棟全体の勉強会。メンバーで項目ごとに担当を決めて講師となり病棟全体の勉強会。
2月…間接訓練マニュアルの最終評価。

1. プリセプティーが成長できるように援助する。
2. パスのリーダーとして役割を果たす。
年間計画に沿ってプリセプティーにかかわる。
パス（未破裂脳動脈瘤）のリーダーとして5～6月に原案作成。7月から試験的に使用。見直し、12月までに完成。リーダーシップがとれたかがメンバーにアンケートまたは口答での聞き取りを行う。

1. チームメンバーとして時間配分を考えスタッフとして時間内に行動できる。
2. プリセプターの役割を果たすことができる（プリセプティーのチェック項目が80%以上になる）。
朝に自分の業務量を考慮し、業務終了時間を設定する。無駄な動きがないよう動線は短く。
1～2カ月に1回プリセプティーに勉強会を開く。チーム会でプリセプティーの状況を報告し、メンバーの協力を得る。

1. 良い人間関係を築きスタッフの一員として日常業務が行える。
2. 日々の振り返りをする。
勤務開始時に大きな声で挨拶をする。適切な観察や処置ができたか、午前と午後に自分の業務を確実に行う。チェック表につけ反省点を書き、後に生かす。1日に1項目は疾患や看護技術のチェック点について自己学習する。日記をつけ反省点に基づき自己学習する。

医療スタッフの一員として患者さまに満足していただける環境整備をする。
患者さまには必ず声かけをする。患者さまの希望を聞きながらベッドの周りを整理する。グループで取り組んでいるため、同じグループの人は目標が同じになりますが、それはそれでお互いの啓発に効果的になります。

廊下の車椅子は畳み、ストレッチャーもきちんと片付け、事故のないようにする。

腹臥位療法・えん下障害・クリティカルパスなど、グループで取り組んでいるため、同じグループの人は目標が同じになりますが、それはそれでお互いの啓発に効果的に確実に効果を上げます。

図表25 外来看護師の個人目標一覧表

	目標（到達すべきゴール）	具体的実施計画（方法・いつ・何を・どうするか・工夫）
主任	1. 介護支援専門員の資格を取る。 2. ストーマ外来を支援できるスタッフを育成する。	通信教育受講中　11月試験予定 スタッフを限定しストーマの基礎の学習会を月1回実施する。 ストーマ外来に参加できるよう業務調整をする。 ストーマ外来終了後にミーティングをする。 10月からストーマ外来を担当させ、ストーマ患者さんに適切な援助・指導ができるようにサポートする。
看護師	1. 糖尿病療養指導士の資格を取る。 2. 学習の過程で得た知識をスタッフと共有できるように勉強会を持つ。	糖尿病の勉強会に参加し知識を深める。 現在関わっている患者さまに個別的な看護計画を立て、8月までにインシュリンの自己注射ができるように指導する。 6月…糖尿病の病態整理について。 7月…糖尿病の検査について。 8月…糖尿病の治療①食事療法について。
看護師	1. 外来での看護記録のあり方を学ぶ。 2. 整形外科疾患の基本をまとめる。 3. 事故防止委員として外来での医療事故防止の啓蒙活動をする。	12月に「今、なぜ外来看護記録か」を受講予定。 9月までに下肢の解剖と疾患をまとめる。 2月までに上肢と脊椎の解剖と疾患をまとめる。 9月までにミス・ニアミスの報告書の意識を高める。 外来で多いミス・ニアミスの分析をし、スタッフと情報を共有し、対応策についてディスカッションをしながら事故を未然に防止できるようにする。
パート准看護師	1. かゆい症状についてまとめる。 日常生活に役立つ肌にやさしいスキンケアを実践する。	かゆい症状の病名をピックアップする。 9月までにスキンケアの指導文書を作成し、10月から使用する。

役割	目標	具体策・スケジュール
	2. 昨年作成した陥入爪と水虫のパンフレットを使用した指導を継続する。	患者さまにパンフレットについての意見を聞き、必要があれば修正する。
パート准看護師	1. ストーマについての知識技術を身に付ける。 2. 1年後にはストーマについての基本的な説明と援助ができるようになる。	8月…洗腸・ウロストミーについて 9月…ストーマ用装具と付属品の使い方について 10月…手術後にみられるトラブルについて 11月…ストーマ患者の日々の暮らしについて 12月…一時的ストーマについて
パート准看護師	1. 更年期疾患の患者に個々に合った説明ができるようになる。 2. 妊婦への説明パンフレットを充実する。	更年期疾患の学習をし、学んだことをファイリングする。 治療法とホルモン補充療法を学びファイリングする。 内服療法の資料を作成する。 入院時の必要物品のパンフレットとサンプルを準備し、患者に説明できるようになる。 母子手帳記載の充実のため初期検査のゴム印を作り、医師が記載しやすいように必ず記載してもらう。
パート准看護師	1. 羊膜角膜移植術後の経過を追い、チーム会で症例発表をする。	月1回の角膜外来に参加させてもらう（主任に人員配置の調整を依頼する）。 角膜についての本を読み知識を深める。 3月のチーム会で発表できるように主任に支援をお願いする。
パート看護師	1. ターミナルケアの知識を深め患者さんのサポートができるようになる。	年に3回以上研修会に参加する。 ターミナルケアについての本を1冊以上読む。 ターミナルケアについて学んだことをチームで発表する。
パート准看護師	1. 神経因性膀胱について疾患についてまとめる。 2. 神経因性膀胱患者の排尿自立を援助する。	9月までに神経因性膀胱についてまとめる。 排尿障害されている患者さんの排尿自立についてまとめる。 現在自己導尿されている患者さんが排尿自立ができるように援助する。患者さんや家族と情報を共有し問題点を明らかにする。看護計画を考え、看護計画を一緒に立てる。

したことを参考に患者さまのための資料を作る」という目標に変わっています。

目標管理に対する声

目標管理に対する最近のスタッフの声です。「目標を持たずに仕事をしていたときは、その日が終わればいいという考えしかなかった。しかし、目標管理が導入されたことで、毎年目標を立てて取り組むのは大変だけれども、それが達成できたときは、今まで味わうことがなかった充実感を味わうことができる」「寝たきり看護師になりかけていた自分が、目標管理をきっかけに寝たきりにならずに済んだことを感謝している」と言っています。

そして婦長は、「婦長の面接は、一人ひとりの個人と向き合う大切な時間。普段はなかなかそんな時間が取れないので、この時間を大切にしたい」と言っています。

個人目標を公表する

当看護部では、婦長も主任もパートの補助員も、看護部の職員全員が自己目標管理シートを用いて、目標による管理をしています。今では所属内で個人目標を一覧表で張り出したり発表会をしたりして全員が個人の目標を公表しています。ダイヤモンド研修、エメラルド研修、サファイア研修では、研修の中で必ず発表会をしますから、一人ひとりの目標や取り組む姿勢が見えるようになっています。やる気のある人が気持ちよく能力を高めるられる環境をつくること、やる気のある人の足の引っ張りをしないで、お互いのやりがいを支援し合える職場にすることが管理者の責任であると思っています。

目標管理はキャリア開発の手段

　個人目標管理を導入したことで、職員の意識改革が進みました。一般企業では、目標管理を徹底的に行って能力給を取り入れている企業がかなりあるようですが。三木市民病院は公立病院ですから、看護師は全員が公務員です。公務員は完全な年功序列の給与体系ですから、目標管理をしても給料に反映させることはできません。私は、目標管理をキャリア開発の手段と考えています。個人が目標をたて、目標を達成した時の達成感がやりがいになり、自己実現の欲求を満たすことを期待しています。人に言われてイヤイヤするのではなく、自分で納得して一つひとつステップアップしていくことで、自分の能力は自分で開発していくということを認識してほしいと思っています。

　組織の成長の源泉は、個人個人が自分の成長に責任をもつことです。そして、個人の成長が看護部の信頼度を高め、他の専門職をも動かすエネルギーになるものと思っています。私は、「看護部が変われば病院が変わる」という信念をもっています。何といっても病院職員の6割が看護部の職員ですから、看護部が原動力になって周囲を巻き込んでいくだけの力をつけたいと思っています。そのためにも、やりがい支援の個人目標管埋をさらに充実させたいと考えています。

　当看護部でやっている目標管理は以下に紹介しています。
「看護部門が実践する目標面接制度」婦長主任新事情、2001.4.1、産労総合研究所
「目標面接制度で職場が変わる」婦長主任新事情、2002.1.1、産労総合研究所

16　能力主義と成果主義

　国家公務員が、年功序列の給与を成果主義賃金に切り換える準備に入ったという記事が報じられています。国家公務員が成果主義賃金を取り入れるということは、いずれは地方公務員にも波及するのは間違いないと考えています。新聞では、兵庫県もその準備として、管理職を対象に能力評価をしていると報じています。大阪府も一部成果主義を取り入れると発表しています。その他にも最近は、給与体制の見直し・歩合制の是正・能力評価・成果主義という活字が目につくようになりました。

　平成13年2月に東京で産労総合研究所主催による「目標管理の研修」がありました。メインの講師は、楠田丘氏、斎藤清一氏でしたが、私はその中で三木市民病院で行っている目標管理の実際を紹介しました。参加者が多数で、8月に再度東京で、9月にもう一度箱根で1泊研修をするという盛況ぶりでした。毎回多数の熱心な参加者がありましたが、看護職以外に、病院長・理事長・事務長などが参加されたのが驚きでした。目標管理を能力評価の手段、成果主義を取り入れる準備と位置づけています。今、目標管理が注目を集めているのは、処遇に反映させようとの動きがあることを認識しなければなりません。病院の給与の仕組みが変わろうとしていることを実感しました。

　一般企業では、もう何年も前から成果主義賃金を取り入れているところが増えています。個人病院や公益法人の病院も成果主義賃金に切り換えています。何を基準に、どのように能力評価をしているかが興味深いところですが、私たちは、今、なぜ成果主義なのかと

いうことも理解しておく必要がありそうです。

楠田丘氏から直接聞いたことと、楠田丘／斎藤清一共著『看護職の人材育成と人事考課のすすめ方』(経営書院刊) を参考に私なりに理解したことをまとめました。

人事管理の2つのパターン

人事管理には、能力主義と成果主義の2つのパターンがあります。能力主義は、日本モデルといわれるもので、自分の組織で人を成長させ、成長に応じて給料を上げるという年功主義です。一方、成果主義は「アメリカモデル」といわれるもので、その人の仕事の価値、どのような仕事をするかを評価したうえで賃金を決めて採用します。成果主義は、人ではなく、仕事のしかたを重視し、格差と競争をあおります。世界の中で能力主義をとっているのは日本だけです。一方の成果主義はアメリカで生まれて全世界に広がっていきました。日本と諸外国では給与のパターンが異なっているのです。日本企業が海外に進出したり合弁会社を設立する際には、このパターンの違いをクリアーしなければならないそうです。

日本の夜明け

今から約100年前の1901年 (明治34年) に、日本の近代化が始まります。八幡製鉄から初めて黒い煙が上がったのがこの年で、まさに日本の夜明けです。当時の日本は農耕社会でしたから、企業というものがありませんでした。欧米から技術者を呼んできて技術者を育てることから始めます。せっかく育てた人が辞めてしまうと企業はたちまち困りますから、人が辞めないように、年々給料が上がるシステムとして年功賃金をスタートさせます。

自社で育てた人は一生その会社に貢献してもらおうということ

で、終身雇用を打ち出します。そして、退職金制度を作り、同じ会社で長く務めた人には退職金を上積みしますということにしていきます。年功賃金・終身雇用・退職金制度という三種の神器を目玉として日本型賃金制度を確立していきます。

　年功賃金・終身雇用・退職金制度は、労働者を守るために始まった制度ではないということです。企業が発展し、日本経済が発展するために作られた制度です。日本経済が失速すると、日本型賃金制度も暗礁に乗り上げてしまったということです。

年功主義……疑似的能力主義

　年功賃金は、年功も能力という考え方です。10年たてば10年分の仕事ができ、20年たてば20年分の仕事ができるという期待の賃金です。なのに、最近は、10年たっても20年たっても期待どおりに貢献しない人が出てきました。それでも給料だけは上がります。年功賃金にはバックギヤがないのが特徴です。

　このたびの人事院勧告は初めてマイナス改定でした。公務員にも初めてバックギヤができたということですが、それでも一律です。仕事の出来具合を評価するシステムではありません。年功賃金にはバックギヤがありませんから、一度上がった給料は下がりません。黙っていても年々上がる右肩上がりが原則です。高度成長を続けている間はそれでも経営は成り立ちました。

　ところが、1975年（昭和50年）オイルショックの影響で高度成長は終わります。経済成長率は8％から4％に下がります。一般企業は、収益が下がったのに給料だけは上がるという年功賃金では経営が成り立ちませんから、年功賃金を見直して職能給や歩合制に切り換えていきます。しかし、このとき、公務員はそのまま年功賃金を続けることを国が認めたのです。その代わり一般企業のような歩合

制はなし、スト権もなし、給料は人事院が調整するということになります。

このとき、年功賃金を続けたのは公務員だけではなかったそうです。病院・学校・マスコミ・交通・建設・農協などは公共性が高いということで年功賃金を続けることを国が認めました。私たち自治体立病院の職員は、公務員であることと、病院の職員であることで、年功賃金が二重に保護されてきたことになります。それが病院経営を圧迫している根源ともいえるようです。1995年（平成7年）バブルの崩壊で経済成長率は0.6％に激減し、今ではマイナス成長です。

能力と実力のミスマッチ

日本の能力主義には、能力と実力のミスマッチが起こっています。日本でいう能力は今までに蓄えた蓄積能力（保有能力）です。ところが、20年の経験の人全員が同じように実力があるかということが問題になっています。能力は過去に蓄えたもので、磨かないと錆び付きます。一方、実力は今使える能力のことです。アメリカでは実力のことを能力といいます。今どれだけの成果を上げるか、どのような仕事ができるかということがアメリカの能力です。

つまり、日本の能力の考え方では、能力はあるのに実力がない人が出てきました。特に高年層で給料が高い人に、「能力あれども実力なし」という現象が起きているようです。

年功賃金は、経験を積めばそれだけの仕事なり責任なりを担ってくれるという期待の賃金です。黙っていても給料が上がるということは、黙っていてもそれだけの役割を果たし、それだけの責任を担うということです。ところが職員全員にそのような認識があるでしょうか。給料と仕事のミスマッチが起こっていないでしょうか。年にも経験にも不足のない人が、チームの足の引っ張りをしていると

いうことは起こっていないでしょうか。十分のベテランなのに、周囲と調和のとれない人はいないでしょうか。役割を担ってもらおうと思っても気持ちよく引き受けない人がいると聞きます。ベテランなのに、責任のある仕事を回避する人がいるということも聞きます。能力と実力のミスマッチがあってはいけないのです。

　現場を預かる多くの管理者が、能力と実力のミスマッチに悩んでいます。今現場の管理者に求められるのは、人件費の高い中高年看護職の活用です。給料だけは年功で、責任は担わないというのでは、年功賃金の理念に反していることになります。そういう人がいるから、平均年齢が高いことが悪のようにいわれるのです。当院も例外ではありません。会議の席上で、看護師の平均年齢が高いことが槍玉に上がります。中高年看護職の一部の人に能力と実力のミスマッチがあることも否定できません。婦長より給料の高い人が周囲のやる気の邪魔をしているのも事実です。現在の賃金の仕組みでは、どんなに周囲と調和がとれない人にも、周囲のやる気の邪魔をする人にも、ペナルティーは科せられないし、並々ならぬ努力で成果をあげた人にも給料に反映させられないことが、年功賃金の最大のデメリットです。

　しかし、組織の責任者が、そういう現実を職員に知らしめてこなかったという事実は認めなければなりません。責任を回避しても始まらないし、嘆いていても希望にはつながりません。

　私の場合は、自分なりに解釈した年功賃金の仕組みを、全職員が理解できる言葉で伝える努力はしてきました。特に中高年以上の研修では、前述したことに加えて、以下のことも繰り返し伝えています。

講話の一部

　年齢が高い人は「なるほど。さすが」と言われる働きが求められています。ベテランにはベテランの価値が認められる働きをしなければなりません。ただ、漫然と年功賃金に甘んじているわけにはいきません。経験を積めば給料が上がるということは、それなりの役割は引き受けて、成果の上がる仕事をしてもらわなければなりません。看護師としての自己研鑽もしないといけないし、職場の改善にも積極的に取り組まなければいけません。

　「私はそんなことイヤ！」と言う人は、責任も軽く、給料も軽くという成果主義を取り入れている職場に変わるしかありません。

　成果主義を取り入れているところでは、「責任のある仕事はイヤ！　チャレンジもイヤ！　職場を支えるリーダーなんてまっぴら！　キャリア開発なんて私の性に合わない！」と言う人には「その生き方もOKですよ。それなら、これだけの給料で契約しましょう」ということが通じる世界です。

　年功賃金の世界に身を置いている私たちには、「そんなしんどい仕事をするのなら、少々給料が下がってもいいわ」という選択肢はありません。年功も能力という考え方に適合していくしかないのです。年功も能力という考え方に適合していくということは、給料の高い人には給料に見合う仕事をしてもらうということです。力の強い人が大きな荷物を背負うのは当たり前のことです。ベテランなりの役割も進んで引き受けてもらわなければなりません。人よりも大きな役割を担ってもらわなければなりません。それでこそ、大きな達成感を味わえ、あなたがこの病院にいることの価値が認められるのです。

職場のリーダーは、耳に心地よいことだけを言って済ませるわけにはいきません。ときには、ドキッと胸に刺さるほどの言葉も投げかけなければなりません。それは、職員を大切にしたい、職場にとって大切な人でいてほしいとの願いからです。人はだれもが大切にされたい、認めてもらいたいと思っているのです。職場で疎んじられる存在にはなりたくないのです。ならば、大切にしにくい理由、認めにくい理由をきちんと伝え、こうなってほしいという期待を心を込めて伝え、納得して行動を変えてもらう努力をするのはリーダーの責任です。

17 昇格人事に対する考え方

　最近は、能力評価や人事考課を昇格人事に反映している組織が増えているようですが、私は明確な昇格基準を設定できませんでした。私の力不足もあり、看護観や感性、管理者の適性というのを何をもって合格とするかが難しく、結局、昇格基準を明示していません。

課長（婦長）・主任が組織を動かす「かなめ」

　当院の看護管理者数は、看護部長1名、看護部次長2名、看護課長（婦長）11名、主任18名の計32名です。そのうち私が看護部長就任後の10年間で私自身が昇格人事にかかわったのは、次長2名、課長（婦長）7名、主任18名の計27名になります。看護部長の仕事は私の能力を超えた仕事が多く頭を悩ませる毎日ですが、その中でも昇格人事が一番頭を悩ませるところです。私は、管理者になることだけが価値のあることだとは思っていません。現場で良質の看護を提供することの価値も大切にしたいと思っています。

　それでも、看護部という大きな組織を有効に機能させるためには、課長（婦長）や主任に期待するところは大きく、そこが組織を動かす「かなめ」ですから、昇格人事は頭を悩ませて当然なのです。

　主任から婦長への昇格、婦長から次長への昇格は、よほど並はずれた人材が現れない限り対象者の範囲が限られているし、婦長や主任がそれぞれ役割を自覚して成果を上げている姿勢が見えていますから、その人が次のステップに昇格することでどのように力を発揮し、職場にどのような影響をもたらすかはほぼ推測できます。それに比べてスタッフから主任への昇格は対象者の範囲が広く、主任に

昇格したことで管理者として育つ人と、責任の重圧に押されて持っている能力を発揮できない人や、ときには退職にまで追い込まれる人がいますから、よほど慎重でなければなりません。いろいろ事情はありましたが、この10年間で次長1名、婦長2名、主任6名が退職していったという事実もあり、その人の看護師生命を左右する重要なことがらとして、昇格人事は一層真剣でなければなりません。

本人の意思を尊重する

　当院の看護部職員は、全員が三木市の職員ですから、辞令は市長から公布されます。看護部長が推薦する人が必ず昇格できるという保障はありません。一般行政職の場合は昇格や職場の異動は上からの一方的なものがほとんどで、本人の意思を確認することは少ないようですが、私は本人の「意思」を尊重してきました。病院や看護部の理念に沿った働きをする人が推薦の対象になるのは当然ですが、私は本人の意思を無視して一方的に推薦したり、無理に説得したり、こちらからお願いしたりして昇格辞令を受けてもらおうとは思いません。

　婦長や主任は、中間管理職で上と下のサンドイッチだといわれています。仕事ができる人、スタッフからの人望のある人、積極的に自己研鑽する人、知識をひけらかすことなく自分が持っている知識を同僚と共有できる人、医師や他部門ともコミュニケーションがとれる人、ストレスに強い人など、婦長や主任に求められることは一言では言えません。その中で私が重要視してきたことは、現場での看護実戦能力と職場への影響力です。看護師は患者さまに良い看護をすることが第一条件ですから、平素の看護する姿勢や患者さまへのかかわり方、周囲への影響力を見て人選します。そして、その本人と面接をして、果たすべき役割を説明し、看護部長として期待す

ることを伝えたうえで、本人の考えを聞き自分で意思決定をしてもらうことにしています。

主任の場合ですと、「あなたの今までの実績を評価して主任に推薦しようと思う」ということを伝えた後で、「主任というのはあなたが思っている以上に大変な仕事だよ。管理的な考えをしないといけないし、スタッフのモデルでなければいけないし、看護部全体の主任という立場で役割を果たしてもらわないといけないから、あなたにやっていく意思があれば推薦しようと思う。私は無理にお願いして主任になってもらう気はないよ。あなたが自分の人生を考えたとき、看護管理をやっていきたいのか、スタッフのままで患者さんのケアを専門にやっていくほうがいいのか、よく考えて自分で決めなさい」とはっきり言って考える期間を与えます。そして、迷うことや疑問に思うことがあればいつでも相談に応じることと、全面的にバックアップすることを伝えて、自分で意思決定をするように言います。

看護実践能力を評価

あるとき、仕事はきっちりできて患者さんからも信頼があるのに、上司の批判ばかりするベテランがいました。課長（婦長）が少々持て余し気味の人でしたが、私は彼女の看護実践能力と問題意識の持ち方を評価し、主任に推薦しようと思いました。

本人を呼んでそのことを伝えると「私はそんなことできません」と言います。いろいろ話をして考えるように言いましたが、2～3日して「考えたけど、できません。私は今まで課長（婦長）や主任の悪口ばっかり言ってきたし、そんな私を他のスタッフも知っているし、私にはできません」と言うのです。

それで、「今までと同じように課長（婦長）の悪口ばかり言って、

60歳までいくの？　課長（婦長）の悪口ばかり言って60歳までいくのか、管理職として責任を担う人になるのか、あなたの人生にとってどうすることがいいのかを考えなさい。上司を批判するということは、上司にはこうあってほしいという理想像があるはずだから、それをあなたの目標にすればいいのよ。どうしてもイヤと言うなら無理にとは言わないけれど、私はあなたに期待しているし主任になることを勧める。もう一度考えていらっしゃい」と言いました。

　そしたら、2〜3日して、「私を指導していただけますか？　私も自分で納得できる人生にしたいです」と言ってきました。彼女は主任の辞令を受けて期待以上の働きをしています。

　たいていの人が「やらせていただきます」と返事をしてきますが、3年前に主任に推薦しようと思っていた2人のベテランが辞退してきました。この人たちは「私は主任とか婦長には向いていない。直接患者さまとかかわるほうが好きですから、スタッフのまま働かせてください」と言うのです。この人たちにも前述したように推薦する理由を話して考えるように言いましたが、「考えた結果スタッフとして働かせてください。考える機会を与えていただいたことに感謝します」というわけで私の負けでした。

　私はこういう事は自分で考えて決めるべきだと思っています。課長（婦長）や主任は全員がなるわけではないし、現場でケアを専門にする人も貴重な人材として大切にしたいと思っていますから、「わかったわ。実践面で役割モデルをお願いするわ」と言っておきました。現場でのケアをやっているほうが合っている人もあるし、そういう人がケアをきっちりやってくれることが看護の質を高めることになります。この人たちは、その後もベテランナースとして役割モデルの責任を果たしています。

女性の役割との狭間で

　2年前にも主任に推薦しようと思っていた別の2人が辞退しました。女性が家庭を持ち、子育てをしながら職場で能力を発揮することの厳しさを考えさせられる例でした。この人たちは、「ある程度経験も積んできて、そろそろ役割が付く時期に来ていることは自覚している。けれども自分に納得のいく形で役割を果たそうと思えば家庭を犠牲にせざるを得ない。子育てのことを思えば、今、私が仕事に全力投球するわけにはいかない。だから今回は辞退させていただきたい」と言うのです。この場合も再度考えるように言いましたが返事は変わりませんでした。

　看護師の場合、免許を取るのが21〜22歳で、職場のリーダーとして動けるようになるのは早くても20歳代後半です。主任候補に該当するころには、たいていの人が子育ての真っ最中です。体力・知力ともに一番パワフルなこの時期は、女性の一生で一番大切な役割が伴っている時期でもあります。看護師には夜勤は付きもので、土曜・日曜も休めるとは限らず、家族の理解がなければ仕事を続けることはできません。まして管理職ともなれば「時間が来たから帰ります」というわけにはいかないし、休日を利用しての自己研鑽もしなければいけないし、家に仕事を持ち込むこともたびたびです。優秀な人材ということで、彼女たちに管理的責任を押しつけるのは酷な気がします。この人たちが重責に押しつぶされることになったり、家庭でトラブルの原因を作ったりするのは罪つくりなことです。2人の子供を育てながら仕事を続けてきた私としても、「応援するから一緒に頑張ろう」と言いたい気持ちと、家庭を大切にしたいという彼女たちにエールを送りたい気持ちが複雑に絡み合います。男女同権といいながら、女性が職場で能力を伸ばすことにはまだまだ制

約があります。男女雇用機会均等法が施行され、女性が働きやすくなったとはいうものの、出産と育児の主役は女性です。家事や育児から女性が解放される社会は永遠のテーマではないかと思っています。

なりたくてなったのではない？

　以前は、「なりたくてなったのではない」と平気な顔でスタッフに言う課長（婦長）や主任がいました。5年ほど前のことですが、スタッフとの間でトラブルの多い主任を呼んで注意をすると「そんなに言われるなら主任を降ろしてください。私はなりたくてなったんではないのです」と言うのです。私は、「あなたが本気でそう思っているのなら、そのことを自分で文書にして出しなさい。そうすれば私が人事課に交渉しましょう。公務員は格下げができないとでも思っているの？　公務員だって自分が希望すれば格下げだってできるわ。主任を降りたいという意思表示を文書で出しなさい。それもしないで主任なんかやりたくないと言っても通用しないよ。現に主任手当を何年ももらってきたじゃないの」と厳しく注意をしたことがあります。彼女は「自分から格下げの申請はしません」と言うので「それなら主任としての役割を果たすしかないのよ」というようなやり取りをしました。その主任はその後もスタッフとの間でトラブルが絶えず結局退職しました。この他にも「部長の方針にはついていけなくなりました」と言ってやめた課長（婦長）がいます。私の指導力の足りなさでこの人たちを上手に活用できなかったことを、今も心の負担に感じています。

　しかし、なりたくてなったのではないにしても、自分で意思決定してなったにしても、辞令を受けたからには、役割は果たさなければなりません。私だって看護部長を辞退することはできたのです。

私は自分で受けることを決心したわけですから、部長職に全力投球するしかありません。一般教養がないと思えば教養を積むために、自分が器ではないと思うならその器に合うように、自分に不足していることは自分で努力して獲得するしかないのです。役割が果たせないと判断したら身を引くしかありません。定年まであと3年であろうと1年であろうと、役割が果たせない人がその職権を握っているのは組織にとって大きなマイナスです。私はそのように考えていますから、自分にも厳しく律し、課長（婦長）や主任にもかなり厳しいことを求めます。

　それにしても、婦長や主任に課せられた責任は重大です。自分に任された範囲で職員一人ひとりの能力が発揮できるように支援し、組織を有効に動かすことがリーダーの責任です。個人の名誉や私欲にまどわされては患者さまや職員のことが見えなくなります。自分の立場を守ることに気を取られていると進むべき方向を見誤ります。安易な気持ちで役職を受けることはお互いの利益になりません。厳しいかもしれませんが、最初にそのことをきっちり説明し本人が納得して辞令を受けることが本人の成長と組織の成長につながると考えています。

看護部長をやっていくうえでの信条

　私は看護部長をやっていくうえで信条としてきたことがあります。最後に書いていますが、ごく最近考え方が変わりました。自分の名誉や私利私欲にとらわれないとか、保身に執着しないというのはそのとおりですが、自分がいい子にならないとか、自分が汚れ役に徹するというのは間違いだということに気がつきました。

　私はつい最近まで、婦長たちにも「婦長は嫌われてなんぼやで。スタッフと良い関係でいたいと思ったら婦長は務まらないよ」など

と言ってきました。でも、最近、これは違うなあと思って訂正しています。自分が汚れ役に徹するとか、嫌われてなんぼなんて思ったら、だれだって嫌われたくないし、スタッフにきっちり注意したり叱ったりできないのです。注意したり叱ったりするのは、嫌われるためではないのです。人をやっつけるのが目的ではありません。この人の成長をサポートさせてもらおうと思えば、嫌われ役という後ろめたさはないのです。「信頼される看護師に育ってほしい」「社会人として常識のある生き方をしてほしい」と心から思ったときに、その人の心に響くかかわりができるものです。この人を「職場にとって大切な存在として認めたい」という気持ちになったとき、アサーティブなかかわりができるのものです。相手が変わってくれれば自分も嬉しいし、人が成長している姿を見れば自分の心も輝けるものです。私は、最近、決して自分が汚れ役ではないし、嫌われ役ではないということを実感しています。

　＜看護部長をやっていくうえでの信条＞
　　自分の名誉や私利私欲にとらわれない
　　保身に執着しない
　　役割が果たせなければ身を引く
　　言いにくいことは自分で言う
　　自分がいい子にならない（？）
　　自分が汚れ役に徹する（？）

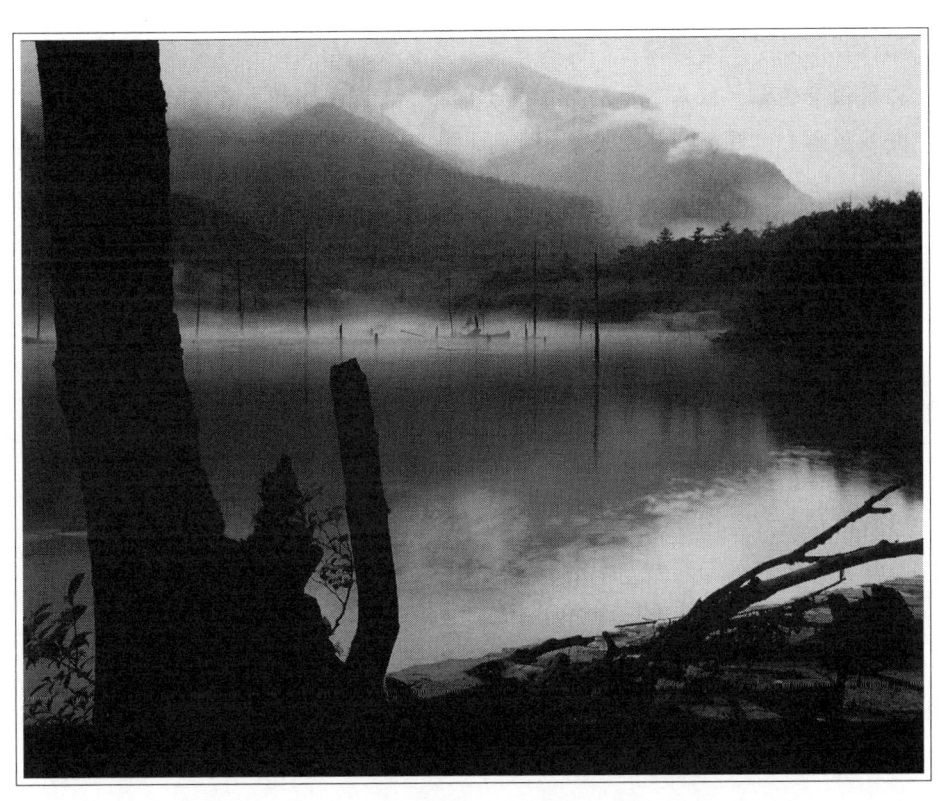

大正池朝景（上高地）

18 私が知る看護制度問題

　私は、昭和34年に准看護婦の免許を取りました。その後13年間自治体立病院で准看護婦として働きました。そんな関係で、看護制度の研修を依頼されることがあります。ここで、私が知る看護制度問題を整理して私見を述べます。

保健婦助産婦看護婦法制定

　昭和20年まで、今から五十数年前まで、日本はあちこちの国と戦争を繰り返していました。第一次世界大戦に継ぐ太平洋戦争は日本とアメリカの戦争でした。日本は爆弾をいっぱい落とされてたくさんの人が死にました。最後に広島と長崎に原子爆弾まで落とされて日本は無条件降伏をしました。東京も大阪も神戸も、日本国中が焼け野原だったと聞きます。

　無条件降伏をしたのですから、日本はアメリカの援助を受けて復興することになります。政治のこと、学校教育のこと、医療のこと、男女平等のこと、女性の選挙権のことなど、いろいろなことを改善しながら、アメリカは日本が民主主義国家として生まれ変わるのを援助しています。その中の一つに看護教育のことが含まれていました。

　そして、昭和23年に、保健婦助産婦看護婦法ができました。この法律で、看護婦は高校を卒業してから3年間専門教育を受け、国家試験に合格することが条件になりました。昭和23年には、看護婦の免許はこの1種類に統一されたのです。ところが日本は戦争を繰り返した後でひどい貧乏国でしたから、高校を卒業してから3年間の

専門教育を受けることが非常に困難な状況でした。昭和26年に、看護婦不足を補うための当面の措置として准看護婦制度ができました。中学校を卒業後2年間の教育を受け、県が行う検定試験に合格した者に准看護婦資格を与え、医師または看護婦の指示のもとに看護業務を行うことにしました。

准看護婦制度は当面の措置

このように、准看護婦制度は、今から五十数年前、高校に進学する人がまだ少なかった時代に、深刻な看護婦不足を補うための当面の措置として作られた制度です。この制度は当時としては悪い制度ではありませんでした。日本国中の国立病院や県立病院・市民病院などに准看護婦養成所ができました。兵庫県内にも県立病院（今の神戸大学付属病院）や神戸中央市民病院にも准看護婦養成所がありました。少し大きな個人病院も独自で准看護婦を養成していきます。

私もそのころ、中学校を卒業してすぐに神戸市のK病院付属准看護婦養成所に入りました。私が中学校を卒業したのは昭和32年です。そのとき、38人のクラスで高校に進学したのはたった8人でした。それほど日本が貧しかったのです。

准看護婦は2年間の教育を受けることになっていますが、たいていの准看護婦養成所では、午前中は見習いとして働き、午後だけの勉強ですから、正味1年間しか勉強はしていないことになります。

低賃金労働者

私の場合は、個人病院が作った独自の養成所でしたから、少し形態が違っていました。4月に入学して7月までの4カ月間は、朝から晩まで集中的に講義を受けました。私が教室で勉強したと記憶しているのはこの4カ月間だけです。あとの1年と8カ月は実習と称

してその病院の低賃金労働者として働かされたことになります。当時は働かされているという意識はありませんでしたが、今思えば病院を支える労働者であったことは間違いのない事実です。

　当時、准看護婦の道に進んだ人たちは、勉強が嫌いで高校に行かなかったのではなかったのです。経済的な理由で高校へは行けなかったのです。頭は悪くないですから仕事は早く覚えるし、ハングリー精神旺盛で根性がありますから本当によく働きました。実習と称して患者さんや職員の食事も作りました。戴帽式でナースキャップをきせてもらって、免許も持っていない者が平気で注射をしました。薬局に入って薬の調剤もしたし、レントゲン写真も撮ったし、顕微鏡をのぞいて血球の数も数えました。それらが法律にふれる行為だとは知りませんでした。

　実習生といいながら立派な労働力として働きました。2年生になれば夜勤も一人前にしました。貧しい家に生まれたということで、三食をあてがわれて、寮に住まわせてもらって、奨学金の名目でほんの少しのお小遣いをもらって、2年間文句も言わずに、その病院の労働力として一生懸命働いたのですから、病院の経営者にとっては非常に都合が良かったようです。

　しかも、看護教育ができる看護婦はまだ育っていませんから、医師が診察の合間を縫って講義を受け持っていました。医師にとって都合のいい准看護婦を医師の手で作っていたということです。今なお医師会が准看護婦養成停止に反対しているのは、学生と言いながら2年間安定した労働力としてあてにできるからです。

　当時は深刻な看護婦不足でしたから、准看護婦が看護の担い手として大活躍しました。私が准看護婦として働き始めたのは、昭和34年です。1人夜勤で月に13回も14回もの夜勤をしていました。17歳や18歳の小娘が、50人もの患者さんを受け持って1人で夜勤をして

いたのですから、患者さんも不安だったでしょうが、やっていた私たちもとても不安でした。夜中に何かあればどうしようとヒヤヒヤの夜勤でした。あの深刻な看護婦不足の時代に、日本の看護を支えたのは当時の准看護婦であったと私は今も胸を張って言うことができます。

　それでいて、私が養成所を卒業する年、K病院は、「看護婦は充足した」として、「今年の卒業生はお礼奉公をしなくていい。自分で就職先を探してどこにでも行きなさい」と卒業生は放り出されました。今、思えば、お礼奉公をしなくていいのですから、卒業生にとっては非常にラッキーなことですが、なにしろ17歳という年端もいかない少女ですから、当時はとても不安な思いで就職先を探したものです。

3年間の実務経験

　その頃すでに「准看護婦制度は廃止する方向」という情報は私の耳に入っていました。当時、神戸中央市民病院には進学コースもできていました。ただ中卒の准看護婦は、3年間の実務経験がなければ進学コースに進むことができません。私は当時から3年間の実務経験を終えて「進学コースに進もう」という希望は持っていました。しかし、3年が経過しても経済的な理由ですぐに進学コースに進むことはできませんでした。17歳から20歳の多感なこの時期に多くの社会勉強をし、恋もし、人生を考え、進学コースを断念した人はたくさんいると思います。

　それから時代は変わり、日本は豊かになり、ほとんどの人が高校に進学するようになりました。3年制の看護学校も増えました。昭和40年中頃でしょうか。たいていの准看護婦養成所は閉鎖するか、進学コースやレギュラーコースに切り換えています。その後も准看

護婦の養成を続けたのはほとんどが医師会立だと聞いています。

でもしか看護婦

「でもしか看護婦」と言われた時代があります。ほとんどの人が高校へ行くようになった昭和40年代後半、勉強が嫌いで高校へ行けない人や、少々行儀が悪くて高校へ行けない人たちに、学校の先生は「しょうがないなあ。お前、看護婦にでもなるか」とか、「お前、そんなに勉強しなかったら看護婦にしかなられへんで」という言い方をしたそうです。「看護婦にでもなるか」「看護婦にしかなられへんで」ということで「でもしか看護婦」といわれていたのです。そんな時代がしばらく続きましたから、看護婦は社会的評価がなかなか上がりませんでした。診療所の医師の中には、「うちに２年間預からせてもらったら看護婦にしてあげる」と言って、そういう人たちを引っ張ってきて准看護婦をつくっていた時代があるということです。それでも、その人たちが看護職として現場で活躍できているのなら、それも社会貢献ということになるのかもしれません。

准看護婦制度は、当面の措置として作られた制度ですから、日本看護協会はこの制度は一刻も早く廃止するべきだという見解を出していました。何回も国会に陳情に行ったり、署名運動をしたり、決起集会をしたりして法律を変えようと立ち上がりましたが、その都度外部の強い圧力に押されてことはならないまま現在に至っています。

日本は高度成長時代に入ります。高校も大学も増え、大きな企業ができ、いろんな専門職が誕生しました。私が准看護婦として働き始めたころは、検査技師という職種の人はいませんでした。喀痰検査も検尿も、心電図も血液型もクロス試験も、医師と看護婦の共同作業でした。検査技師が誕生したのは昭和36年頃だと聞いています。

OT・PTができたのは昭和40年代のことです。ところがそういう人たちは新しくできた専門職ですから、高校を卒業していることが条件です。その中で看護職だけが、中卒で資格がとれるというアンバランスが起こっています。

看護婦等人材確保法

今では、看護短大や4年制の看護大学が増えました。生活は豊かになり、高校を卒業してから3～4年の専門教育を受けることがそんなに難しいことではありません。平成3年に「看護の日」が制定され、平成5年に、看護職の労働条件や給料を一定の基準に引き上げ、看護職が魅力ある職業として優秀な人材を確保するために看護婦等人材確保法ができました。この法律で、看護婦の給料が大幅に改訂されました。国が定めた看護婦の初任給の基本給は4年制大学卒の事務職よりも、薬剤師や検査技師よりも高くなりました。看護が社会にとって大切な存在という認識が深まりました。

このような時代の流れの中で、准看護婦養成停止はずっと私たちの課題です。医師会は准看護婦の養成は続けるとしています。患者さんの一番身近にいて、一番協力し合わなければいけない看護職と医師はこの問題に関しては歩み寄りができませんでした。医師の中には准看護婦制度は廃止するべきだと思っている人もかなりあるようです。私が当院の医師から「うちの科に准看護婦を配置してもらっては困る。もっとレベルの高い看護婦をください」という申し入れを受けたことは一度や二度ではありません。「先生、それはおかしいじゃないですか？　准看護婦養成停止に反対しているのは医師会ですよ。准看護婦では困ると言われるなら、その意見を医師会に反映させてくださいよ」という意地悪なことを言ったことがあります。

話は変わり、日本は少子高齢化がどんどん進んでいます。平成6年に厚生省は少子高齢社会を支えていくための検討会を発足しました。その検討会では高齢社会の担い手である看護職の質の問題、看護教育の問題がクローズアップされることになりました。准看護婦教育の問題、いわゆる看護制度の問題が一気に浮上しました。

平成8年の実態調査

そして、准看護婦の実態調査をしようということになりました。それが平成8年に厚生省が行った大がかりな実態調査です。この調査の結果、准看護婦学校の生徒に対する法律違反の実態が次々に明るみになりました。准看護婦の生徒に対する労働基準法違反、免許のない学生に注射や採血をさせたり、1人で夜勤をさせたり、薬を調剤させたりという医師法違反が明るみになりました。奨学資金という名目で就職の自由を奪っている問題。免許証は院長や診療所長が管理して返してくれず、職場を替わりたいと思っても替われないという実態などが明らかになりました。それぞれの県が行っている准看護婦の検定試験は県によって随分差があることも明るみになりました。ある県では検定試験の問題は500題、ある県ではたった50題ということで、准看護婦の資格試験が県によってレベルがまちまちだということです。

この調査結果が公表されてマスコミが騒ぎました。「高卒で3～4年専門教育を受けた看護婦と、中卒で正味1年しか勉強していない准看護婦の見分けがつかない。同じ服を着て同じ仕事をしている。患者は何も知らないで、みんな同じレベルの看護婦さんだと思っている」というような記事を書きました。

この調査結果を基に、厚生省は、21世紀の初頭に看護制度の統合に努めるという報告書を出しました。しかし、厚生省は外部団体の

圧力に押されて、看護制度の統合は一時棚上げをし、「准看護婦の資質の向上のための検討会」と「移行教育検討会」という2つの検討会を発足させました。

准看護婦の資質向上のための検討会

　日本看護協会は、看護制度は一つに統合のはずだから、准看護師の資質向上の検討会は必要ないと主張していましたが、医師会との歩み寄りの手段としてこの検討会に応じることになったと聞いています。医師会と看護協会の意見の対立がありましたが、准看護師学校のカリキュラムを変えることで合意しています。当時、旧カリキュラムの准看護婦の教育は1,500時間でした。看護協会は2,100時間は必要だと主張し、医師会は1,600時間だと主張しました。私はこの検討会を傍聴し、医師会の代表と看護協会の代表とのやり取りを聞きましたが、結局1,890時間に決まりました。平成14年から新カリキュラムで准看護師教育が始まっています。准看護師養成停止を求めている看護協会の思いとは違う結果になりましたが、医師会と歩み寄りをしないと何も前に進まないということをイヤというほど経験していますから、ギリギリの選択だったと聞いています。カリキュラムの変更で、准看護師専修学校はレギュラーコースに切り替えが進んでいるそうです。閉鎖する学校も出ています。

　准看護学校の校長会のメンバーはほとんどが医師だそうです。准看護学校だけではなく、レギュラーコースの校長も、ほとんどが医師だということです。兵庫県立看護大学の学長の南裕子先生は日本で初めて看護職が学長になったということで話題になりました。その後看護大学では看護職の学長が少しずつ増えていますが、准看護学校も看護学校も医師の校長が集まって看護教育の問題を話し合っているというのが今の看護教育の実態だそうです。

移行教育検討会

もう一つが移行教育です。移行教育は、臨床経験10年以上の准看護師が理論学習と技術学習の一定のカリキュラムをクリアーすれば看護師国家試験を受ける資格が取れるというものです。勉強をしている人が途中でくじけないように「学習推進支援者」を置くことも検討しています。

私自身の個人的感情としては、移行教育に対して割り切れないものを感じていました。准看護師から看護師になる道は進学コースがあります。進学コースに進んで看護師免許を取った人はたくさんいます。私も子育ての最中にいったん仕事をやめて、苦労して3年間定時制の進学コースで勉強しました。今になって進学コースに行かなかった人のために移行教育をするということに対して、割り切れないものを感じたのは私だけではなかったようです。平成11年度の日本看護協会通常総会でも議論が沸騰しました。

どこかで割り切りが必要

私は、当時、兵庫県看護協会北播支部の支部長をしていましたので、支部活動として当時群馬大学の林千冬先生（現在、神戸市看護大学教授）をお招きして、移行教育をテーマに講演をしていただきました。林先生は、私のように進学コースに行って看護師免許を取った者に呼びかけられました。「何をするにもどこかで割り切りが必要です。看護職同士が足の引っ張り合いをしていたら国民がソッポを向くだけです。看護職同士がお互いに支援し合うことが大事です」と。私はこの言葉に心を打たれました。人間社会どこかで線を引かないといけないときがあります。そのことをわきまえて、どこかで一歩引くという広い心も必要だと思えたのです。それから、

「看護制度の問題はどうでもいいわ」と思っている中高年准看護師の人たちに、「あなたたちが長年受けてきた屈辱をそのまま若い人に引き継がいなという視点でこの問題を考えましょう」と呼びかけられました。個人の感情やメンツのためではなく、看護制度の統合という目的のために一致団結しないといけないのです。

しかし、移行教育は暗礁に乗り上げたままです。看護協会は、准看護師養成停止のめどがたたないと移行教育を始めるべきではないとしています。養成を停止しない限り、ドロドロとした看護制度問題は解決しません。移行教育は5年間の期限付きを条件にしていますが、もし仮に移行教育がそのまま続くとすれば、ややこしい看護師への道にもう一つルートができることになります。

准看護学校のカリキュラムは変わりましたが、基礎学歴が中卒以上というのは今も同じです。美容師も保育士も介護福祉士も基礎学歴は高卒が条件です。実際には99％の人が高校を卒業する時代に、法律では准看護師は中卒でいいことになっています。この問題が解決しない限り看護職への偏見はなくならないと思うのです。

看護制度問題は、少子高齢社会を支えていくための人材確保から浮上した問題です。看護を取り巻く社会環境は変動のさなかで、在宅医療が進み、訪問看護など、医師はいないし薬もないし、医療機器もないところで、看護師が判断を迫られ看護に責任をもつのですから、国民のニーズの問題という視点を見失わないようにしたいものです。

通信教育で国家試験受験資格を

平成14年度の日本看護協会の通常総会では、移行教育に変わる通信教育が議論されました。既存の法律を整備することで通信教育を始める準備をすることが総会で承認されました。情報化の時代、イ

ンターネットでITによる教育ができる時代になりました。このことについては「看護協会ニュース」平成14年12月号に詳しく掲載されています。通信教育では、実習は事例演習と見学実習に緩和される方向です。平成16年4月の開始に向けて準備を進めています。

　准看護師養成停止は決まらない。移行教育も決まらないという状況下で平成16年度から通信教育が始まるのが、現在の私が知る看護制度問題です。

19　雑　感

3分間スピーチで職場が変わる

　当看護部では、看護部の職員全員が3分間スピーチをしています。所属会やチーム会を利用して順番を決め、看護への思いを3分間にまとめて自分の言葉で語るのです。スピーチをする者も聞く者も、お互いに看護観を刺激し合い、看護への思いを深める機会になっています。これは、私が病棟婦長の時に始めたことですが、何年もかかって推進するうちに、今ではすっかり全所属に定着しました。

　3分間スピーチは、自分の看護を振り返ったり、お互いの看護観を刺激し合ったり、看護観を磨いたりするのにとても効果があります。自分の言葉で伝えようと思えば、自分の考えをきちんと整理しないといけないし、少しは格好もつけたいと思いますから、「こんなことを反省しました」とか、「こんな看護師を目指します」ということになります。人間は、言うこととすることが一致しないと心が安定しない動物だそうです。言葉に出して言ってしまうと、自分の行動をそのように変容させようと努力するものです。

　スピーチを始めたころは、特に看護にこだわらず、家族のことや新しく得た知識、新聞やテレビで考えさせられたことなどを、一緒に仕事をする仲間に伝えようというところから始めました。数年前からは看護への思いが伝わるスピーチをすることにしています。行き当たりばったりで思いつくまましゃべるのではなく、きちんと原稿にまとめて準備をし、3分間の時間調整をして自分の看護観が他者に伝わることを条件にしています。

しかし、私が自分の心に描いているスピーチを定着させるのには時間がかかりました。何をするにも職場のリーダーである婦長の姿勢が大きく影響します。やっているはずのスピーチが、所属によっては途中で立ち消えになっていた時期もありましたが、今では全所属に定着し、次々と心を洗われるうれしいスピーチが聞けるようになりました。トップマネージャーは、これが良いと思えば少々の抵抗勢力にあってもあきらめず、信念をもって推し進めることです。
　卒後5年目のナースのスピーチです。クリーンルームの患者さんからのナースコールで訪室したときのことです。病室に入るなり患者さんからしてほしいことを5つ6つ立て続けに言われたそうです。このナースは普段からとても評判のいいナースですが、「そんなにあれもこれも言われても一度にはできへんのに……」と思ったそうです。「ムッとした表情になったのだと思います」と本人は言っています。患者さんはすかさず、「あんた、今、イヤな顔したやろ。オレのこと、やっかいな患者やと思ってるやろ。元気な者には一日中天井を見て暮らす者の気持ちはわからんのや！」と激しい口調で言われました。そのナースは「困った、どうしよう」と思ったのですが、気を取り直して「やっかいな患者さんだとは決して思っていません。ただ一度にいろんなことを言われたので、何からしようかと一瞬迷ったのです。イヤな顔に見えたのなら私が悪いのです。不愉快な思いをさせて申し訳ありません」とていねいに謝りました。
　そして用事を済ませて出て行くときに「本当に申し訳ありませんでした。これからもいろいろ教えてくださいね」と言いました。すると、その患者さんの方も「イヤ、僕のほうも悪かった。自分のイライラを若いあんたにぶつけてしまって悪かった。こっちのわがままやのに、そんなに言われたら申し訳がない。看護婦さんの忙しいのはようわかってる。若いあんたにつらい気持ちにさせて悪かった」

と言われたそうです。

そのナースは、「患者さんがそのときの気持ちを私にぶつけてくださったから、その場で謝ることができた。このことがあってから、この患者さんとは心が通じ合えるようになった。もし患者さんが不愉快な思いを自分一人で我慢されたら、私は気がつくこともなかったし謝ることもできなかった。言いにくいことを言ってくださった患者さんに感謝している」と言っています。

私は患者さんの苦情に対してこういう受け止め方ができる人が大好きです。もし、このナースがその場で謝らずに、用事だけを済ませて出ていたら、お互いに不愉快なだけで、こんなさわやかな学びはできなかったと思うのです。そして、それをスピーチという形で仲間と共有しています。こういうスピーチが周囲に感動とパワーを与えます。病院のあちこちでこんなスピーチが増え、職場が変わっていくのを私はとてもうれしく思うのです。

最近は私を感激させるスピーチがたくさんあります。その場限りにするのはもったいないと思い、産労総合研究所で発行している「看護部マネジメント」に持ち込みました。今、「看護部マネジメント」15日号の最後のページに三木市民病院のスタッフの3分間スピーチを紹介しています。自分のスピーチが活字になって全国に旅立っていくという事実が、自己実現の欲求を満たし、パワーを醸し出し、周囲にとても良い影響を与えています。

誕生日のハガキからの警告

私は看護部長を引き受けた翌年から、看護部の職員全員に「お誕生日おめでとう」のハガキを出し続けてきました。せめて1年に1回、その人個人のことを考える時間を持ちたいと思ったのが動機です。職員を大切にしたい気持ちを形に表したいとも思いました。

看護部長2年目の4月初日、最初の1枚目をポストに入れるとき、「何があっても最低1年間は続けるのだぞ」と自分に言い聞かせ、一大決心で投函したものです。それからというもの、毎日通勤途中にポストの前に車を止めるのが私の日課になりました。できれば誕生日の前日、遅くても当日に配達されることを願って投函するのですが、なかなか計算どおりにはいかなかったようです。ていねいにお礼を言ってくれる人があり、その人から1日遅れたことを聞かされることがあります。お礼と称して職場の状況を手紙で知らせてくれる人や、電話で患者さんのことを聞かせてくれる人があり、思わぬ人から意外な情報が入ることがあります。

　このハガキに一言メッセージを書くことにしていましたが、これがなかなかの苦労です。「あなたの素敵な笑顔で患者さんが癒やされています」と素直に書けるときもあれば、一言のメッセージが思い浮かばず、ボールペンを転がしながら10分も20分も経過することがあります。「あのメッセージ、うれしかったです」なんてお礼を言われると、気合いを入れて書こうという気になります。1年に1回のことだからプラスのストロークを送りたいと思いながら、遅刻が多い人にはつい「もう10分早くいらっしゃい。事故でも起こすと大変だから」と説教じみたことを書いたり、「長い髪はまとめてほしいな」などと注意を書いてしまうことがありました。

　4～5年過ぎたころでしょうか。廊下で出会った看護師Kが「誕生日のハガキはいりません。迷惑です」と堅い表情で言うのです。「あら迷惑だったの？　せめて1年に1回、5分か10分、あなたのことを考える時間にしたいと思っているのよ」と言いましたが、「それが不愉快です」と言い切るのです。「わかったわ。あなたには出さないわ」と言ったものの心がすっきりしません。私に対して面白くない何かがあったのでしょう。

看護部長に就任以来、看護の向上のために懸命に努力してきたつもりです。考え方や行動を変えてもらいたい人には個人を呼んで注意をしたり、厳しく自己研鑽を求めたりもしてきました。それでも大半の人が素直に真面目に期待に応えてくれています。患者さんからも良い評価をいただくようになりました。その事を私はとてもうれしく思い、それを実践しているスタッフに心から感謝しています。しかし、看護部長を引き受けたときのあの謙虚さが薄れかけていたのかもしれません。傲慢な態度が目につくようになっていたのかもしれません。Kの言葉はそういう私への警告だと思い、警告を発してくれたKに感謝しようと思いました。

　退職するにあたって、多くの人からうれしいメッセージをいただきました。「誕生カード、うれしかったです」「今までのもの、全部大切にしまっています」なんて言ってくれる人もあり、続けてよかったと思う半面、もっといい言葉、もっといいストロークを出せばよかったと反省もしています。

他施設の看護職と共に学ぶ

　当看護部では、他施設の看護職の研修を受け入れています。積極的というわけではありませんが、来るものは拒まずという姿勢です。

　平成12年には、兵庫県立看護大学大学院の看護管理専攻の院生（橋本彰子さん）と癌看護専攻の院生（田墨恵子さん）が臨地実習に来ました。看護学生以外の実習は受け入れた経験がありませんから、引き受けてお役に立てるのだろうかと不安でしたが、「場所を提供してもらえれば、院生は自分で課題を持って自主的に実習をします」ということでしたから、それならと思って引き受けました。本当に若い院生が自主的で積極的な実習をしましたから、当院のナースには大変刺激になったようです。

私は転んでもただでは起きないたちです。このチャンスを利用して実習中の院生に講師をお願いして、事故防止の研修をしてもらいました。実習の最終日には「学びの報告会」と題して、臨地実習での学びや大学院での学びを共有させてもらいました。

見学させてもらえるのですか

　私は、ここ数年、他施設の看護職を対象に講演をさせていただく機会が増えました。聴講者から、「三木市民病院を見学させていただけるのですか？」と質問を受けることがあります。看護の現場は見学だけでは、そこで行われているケアの内容や取り組む姿勢は見えません。「2～3日スタッフと一緒に動いてもらうということならどうぞ」と言うことにしています。すると、本当に研修に来る人がいるのに驚きです。

　平成13年4月に福岡県の福岡市民病院の婦長が2週間の研修に来られたのを皮切りに、いろいろなところから婦長や主任や看護部長が研修に来られます。近隣の病院もそうですが、青森県や福岡県などの遠方からも来られます。他施設の臨床現場に入り込んでの研修は、来られる方もかなりの不安があり、それを乗り越える勇気がいると思うのですが、研修に来られた人にはとても良いようです。自分の病院では、委員会や会議は自分が関係するところにしか参加しませんが、研修中は委員会は全部参加ＯＫ。どの病棟も出入り自由で、所属会にも主任会にも婦長会にも参加する。教育委員会や院内研修にも参加するという具合で、とても密度の濃い研修になります。

カルチャーショックです

　研修に来られた人は、最初は不安そうな表情で来られるのですが、半日もすると、「カルチャーショックです」と言って目をキラキラと輝かされるし、1日が終わるころには「パワーをいただきました」と別人のように生き生きとされます。最初のうちはお世辞かなと思

ったのですが、同じ病院から次々研修に来られますから、単なるお世辞ではないようです。「一体何がカルチャーショックなのですか？」と聞いてみますと、看護部の方針が末端まで徹底しているのに驚いたというのです。全員が同じ方向を向いているのがわかる、講演で聞いたことがそのまま実践されているとのことです。そして、スタッフ全員に他者を受け入れる姿勢があり、だれにでも気軽に話しかけることができ、研修に来ている身でありながらスタッフの一員と同じ感覚になれるとのことです。

　日本看護協会神戸研修センターでサードレベルの研修が始まりました。私は看護管理者認定教育の運営委員をしている関係もあり、サードレベルの研修生の隣地実習も受け入れています。私はこんなとき、特別な準備はしません。一応の研修プログラムは作りますが、ありのままの現場を見てもらい、研修中に委員会があれば委員会に、個人面接があれば本人の了解にもとに個人面接に、院内研修があれば院内研修にと、そのときにある看護部の行事に参加していただき、それを元に意見交換をすることにしています。看護部長クラスの人のときだけは、病院のリーダーである院長との対談の時間を設定します。そして最後に、婦長や主任と自由にディスカッションすることにしています。

共に学ぶ楽しさを実感

　院生や他施設の主任や婦長や看護部長が実際に現場に出入りして、スタッフと一緒に動いたり、現場で自由に情報交換をしたりディスカッションをしたりしますから、看護部がとてもオープンになりました。他施設の人から私たち自身がたくさんの学びをさせてもらっています。当院の看護師たちは、そういう体験を通して、ピリッと引き締まっていくように思います。

　最近、よく「三木市民病院はすごいですね。次々と変革をされて

いて、すごいですね」と言われます。けれども、私自身は変革をしてきたという意識はまったくありません。そのとき、そのときに必要に迫られてやってきただけのことです。ただ一つ言えることは、いつの場合も「病院は患者さんのためにある」という視点だけは外さないようにしてきました。そして、スタッフの将来も視野に入れて、スタッフの成長を願いながら、私自身も成長し続けたいと思ってやってきました。

病院機能評価は看護部の応援歌

　平成14年8月に病院機能評価を受けました。旧バージョンでの駆け込み受審です。機能評価を受けるかどうかは当院の幹部職員の間で賛否両論ありましたが、院長の決断で決まりました。看護界では、第三者医療機能評価機構設立の準備段階から、第三者による評価の目的は、「信頼される医療活動への支援」との認識のもとに、さまざまな形で啓蒙がなされました。受審病院からのレポートが雑誌に掲載されるなど、私たちの関心も高まりました。

　当看護部でも折に触れ、評価項目を話題にし、「機能評価に耐え得るだけの看護部に」というのが暗黙の了解でもありました。「医療ＣＳの向上」を基本方針に掲げ、院内教育の充実を図り、目標管理を定着させてきました。これらは機能評価を視野に入れた取り組みでもありましたから、看護部職員にとっては機能評価が特別目新しいことではありませんでしたが、診療部をはじめ他部門の人は機能評価の意味も存在も知らない人が多かったようです。

　受審に向けて評価項目を一つひとつ見るうちに、あらためて医療機能評価は看護部の応援歌であり、医療を受ける国民の心強い味方だと実感できました。評価の最初の項目は病院の理念です。実は、当院には理念がありませんでした。幹部会議等で「病院の理念は職

員の道しるべとして必要です」と言い続けて、やっと1年前に理念ができたところです。

　一方、看護部では、何年も前から基本方針と、それを元にした所属目標を掲げて取り組んできました。「他部門も所属目標をあげて取り組みませんか」と何回提案しても応じる気配がありませんでしたが、機能評価の外圧に押されて、今ではそれぞれの部門が目標を掲げて取り組んでいます。

　機能評価の外圧に押されて病院の改善が進みました。患者満足度調査では、「説明はわかりやすいですか？　言葉づかいは適切ですか？」というアンケートを医師個人名でとりました。「診療開始時間は守れていますか？」の項目も、私たちは現場で長年言い続けたことです。医師別に実際に診察が始まった時間を一覧表で示し、「診察開始時間は市民との約束事です。9時には開始してください」と言い続けました。外来ナースに、「5分過ぎても始まらないときは、担当医師に『診察を始めてください』と電話をしなさい」と指示を出していました。それでも20分も30分も遅れることがありましたが、機能評価のおかげで今ではほぼ9時に診療が始まるようになりました。

　申し入れを何回しても実現しなかった病棟での薬品の定数管理は、「病棟の薬品管理は薬剤師がしていますか？」という項目のおかげで、薬剤部の責任ということが認識されました。「主治医不在時の代行はわかるようになっていますか？」の項目では、「口頭で伝えるだけではなく、患者さんにも説明し、看護師には書面で連絡が徹底するように」ということになっています。そのおかげで、主治医不在時の連絡表ができました。これらは、私たちが言い続けてきたことばかりです。私たちが長年悩んできたこと、長年苦しんできたことは、「医療者として当たり前のこと」と機能評価側はいっ

ています。

　外圧がなければ動けないというのは、少々寂しい気がするのですが、機能評価を受審したことで、「5年後の更新」という切り札を手中に収めることができました。

　看護部では、全員参加で既存のマニュアルの見直し、理念や方針のさらなる徹底、職場の整理整頓などを進めてきましたが、看護記録の不十分さが一番の弱みであることがわかりました。

　受審後の評価では反省点と今後の改善点が明確になりました。「医師が入院治療計画を説明した後、患者さんが納得されたかどうかの反応が書かれていない」「退院前の看護計画が医師と協働で立てられていない」との指摘を受けました。機能評価では「チーム医療の推進」を強く求めています。

　5年後は新バージョンで更新を受けることになり、チーム医療の一層の充実が求められます。新バージョンでは、診療領域と看護領域が合同で審査を受ける場面があり、医療の過程を重視した評価がなされることが決まっています。例えば「不穏でライン抜去や転倒の危険のある患者さんのケア計画に医師が参加しているか」という項目があります。医療職同士がお互いの専門性を尊重しつつ、その専門性を活用し、患者さんの尊厳を守り、信頼される医療を実践するためのチーム活動が求められているのです。

　ある病院の事例です。300床以上の地域の中核病院です。指摘事項がいくつかあったようですが、組織図が整備されていないことも理由の一つで保留になりました。250人のスタッフを抱える看護部が、一診療科と同じ位置づけでしかありませんでしたから、看護部のトップの役職名は科長でした。認定保留のおかげで、この度看護部門を独立した組織として、看護部長制に切り替えたそうです。

　一部診療報酬にも反映されたことが誘引で、医療機能評価受審病

院はこの1年で大幅に増え、平成15年3月末で883病院になりました。チーム医療の推進と、信頼される医療活動への扉が大きく開かれたことを国民の一人として非常にうれしく思っています。

婦長の呼び名が消える

　看護職の名称の変更に伴って、長年親しまれた婦長の呼び名がなくなりました。私は、以前から婦長の役職名を「課長」に変えたいと思っていましたから、「看護師に決まる」の号外が出た後、婦長会で、「婦長の役職名」について検討しました。師長がよいか課長がよいか、それとも科長がよいかを話し合いました。広辞苑によると、「科」は、一定の標準を立てて区分けした区分という意味で、生物分類上の階級、例えば魚属の中のエビ科・サメ科というような分類に使われるのが一般的のようです。一方「課」は、仕事や責任を割り当てた区分という意味です。婦長会では、外来やOP室・病棟は正に「仕事や責任を割り当てた区分」なので「課長」にしたいということになりました。

　病院幹部会議で婦長を課長にしたいと提案しましたが、「看護婦が看護師になったのだから、師長でいいじゃないか」との意見が大半でした。私は「看護婦が看護師になったから師長でいいと言うのは短絡です。医療職の中に師と名の付く専門職はいますが、師長という役職名を使っている部門はないじゃないですか？　医師にも薬剤師にも師長はいません」と反論しました。

　私の個人的な感情かもしれませんが、看護婦が看護師になったとはいえ、婦長を師長と呼ぶのには抵抗がありました。なぜ素直に師長と呼べないのか、私なりの理由を考えました。以前は看護婦は医師の配下であったこと。看護婦の数が増えた時点で、それを取りまとめる役として婦長の呼び名が現れたのであろうこと。病院が大き

くなり、看護単位が増え、婦長が複数以上現れたことで、婦長の上に総婦長を置くようになったのであろうことなど、歴史的な背景が考えられます。そもそも、婦長は看護婦の長という意味で、本来は総婦長や看護部長が使うべき役職名ではなかったかと思うのです。

　私は他の病院の看護部長さんがどのように考えておられるのかを聞くために電話をしました。ところが、「まだ上から何も言ってこないので決まっていません」という返事が大半でした。看護協会の施設会員代表者会議でも聞きましたが、看護部が積極的に考えているという姿勢は感じられませんでした。その席上で「黙っていたら師長になりますよ。他人任せにしないで、看護部が主体的に提案していきましょう」とハッパをかけてしまいました。今、看護職の主体性が問われています。「指示待ち人間ではなく、自分で考えて自分で判断しなさい」と言っている管理者が、「上から何も言ってこないから」というのはどんなものかと思ったのです。

　私は行政がどう考えるのかを確認するために、三木市の人事課の意見を聞きました。しかし、行政も「婦長を課長にするのはおかしい。防衛庁が師長にするらしいから師長がよいのではないか。近隣の病院との調和もあるので様子を見て決めたい」と言います。

　三木市の場合は看護部長制ですから私は総婦長ではなく看護部長で、婦長は一応課長職として位置づけられています。課長手当も行政の課長と同じ額だけもらっているし、三木市が行う課長研修にも参加しています。なのに行政の人たちは「病院の婦長は別格で行政の課長と同等ではない」という意識があったようです。

　私は、あらためて「婦長の役職名を課長にしていただきたい」という要望書を文書で出すことにしました。その理由として前述したことを述べ、「そもそも婦長というのは看護婦の長です。そういう意味では『師長』は本来看護部長である私に使うべき役職です。私

は現在看護部長の役職をいただいています。私の部下である婦長は課長に変えていただきたい。課とは、仕事や責任を割り当てた区分であり、婦長は正に仕事や責任を割り当てた区分の長ですから、婦長の役職名は課長が適切です」という内容の要望書を、病院長と人事課と三木市長に提出しました。

市長にも直接会いました。「三木市に『シチョウ』は1人でいいじゃないですか？　婦長は『シチョウ』ではなく、『課長』にしていただきたい」と交渉しました。そのような経過の中で周囲からの抵抗はありましたが「課長」に決まりました。

ところが、よくよく聞いてみますと、多くの公立病院で、婦長が課長職とは認められていないことがわかりました。総婦長が課長（科長）クラスで、婦長は副課長（副科長）とか課長補佐（科長補佐）クラスだというのです。係長クラスというところもありました。

婦長は、大抵のところが20人以上のスタッフを抱え、50人以上の患者さんやその家族、それにコミュニケーションの取りにくい医者や他部門との調整を図りながら、チーム医療の要として重大な責任を担っています。行政の課長に優るとも劣らないだけの責任を担っているのに、副課長や課長補佐や係長に甘んじていていいのでしょうか。師長が悪いと言っているのではありません。「婦長は課長とは認めないから師長でいい」という考え方に怒りを覚えるのです。

それにしても妙なことになりました。今までは「婦長」は日本全国共通語でした。一般の人も婦長といえばその人の役割をイメージすることができたのですが、今回の改正で、今まで婦長と呼ばれていた人が、師長・課長・科長・看護長・副課長・副科長・課長補佐・科長補佐・係長・ナースマネージャー・チーフナースというややこしいことになりました。

本書の執筆の過程で、最初から最後まで悩んだのが、婦長の呼び名です。結局、役割を共通イメージできる呼び名として婦長以外に適当な呼び名がありませんでした。

　当看護部では、今回の看護職の名称変更を機会に、看護職同士は全員が固有名詞で呼び合うことにしています。私のことも全員が「多羅尾さん」と呼んでいます。「多羅尾さん」と呼ばれると、とても新鮮で、役割上の付き合いではなく、個人の人間性もろとも付き合ってもらっているようでうれしいのです。

　「看護管理」Vol.13、No.1、2003年1月号（医学書院）に、川島みどり氏が「師長と呼ぶことは変じゃありません？」を書いておられます。わが意を得たりの思いでとてもうれしくなりました。

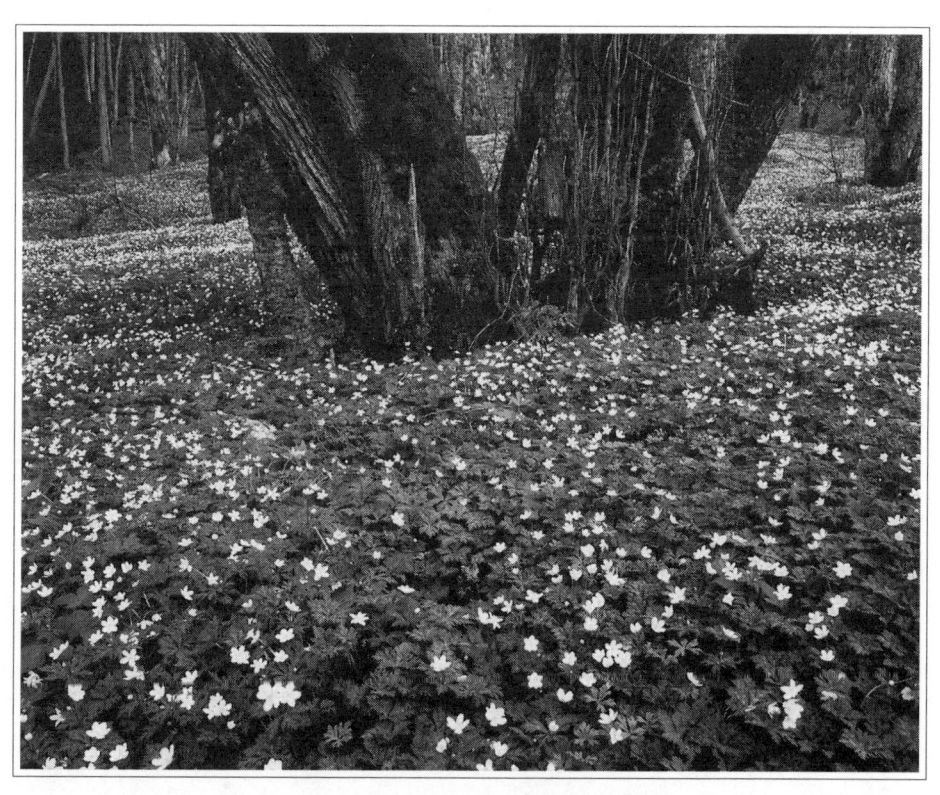

ニリンソウ（上高地）

送別の言葉　　退職日3月31日、記念講演の後の送別の言葉

看護部主任　　井上浅子

　今日も貴重なご講演をありがとうございました。「凛として、しなやかに」。研修会、委員会など、機会あるごとに多羅尾さんの話を聞かせていただき、いつも身にしみる思いで、「明日から頑張ろう。やらなければ……」と、新たなパワーとエネルギーをくださいました。多羅尾さんとの出会いは31年前、看護学校で2年間机を並べさせていただいたのが始まりでした。三木市民病院に婦長として赴任して来られたのが19年前で、そのときすでに看護に対する情熱にあふれ、ときには温かく、ときには厳しく、私たちに接してくださいました。自分を主体にグチグチと不満ばかり言う私に、「看護は患者さんが中心であり、自分が努力すればやりがいにつながる」と教えていただき、振り返りのチャンスをいただきました。看護することの喜びを自覚することができたのは多羅尾さんのおかげです。

　以前から、いろいろなところで講演をされていると聞いていましたが、2年前、看護学校の卒業式に参加したとき、学校の先生や事務長から言われた言葉に、感動と誇りを覚えたことをはっきり記憶しています。「三木市民病院の看護婦さんは、あの部長の下でならきっと立派な看護婦さんに育っていかれるのでしょうね。素晴らしい指導者です」という言葉でした。

　私たちは本当に素晴らしい指導者の下で働かせてもらっていることのありがたさを感じています。毎年いただいた誕生カードは大変うれしく、カードに託された一言一言は、本当に貴重な私への励ましとなり力の源になりました。

　忘れてはならないことがたくさんありますが、いつも研修の最後

に、「厳しいことを言いましたが、これから先、困ったことや悩むことがあれば、いつでも相談に来てください。一緒に考え、一緒に悩み、一緒に解決していきましょう」と言われました。これからもますますお忙しいと思いますが、三木市民病院看護部のために、多羅尾さんの知恵袋の何分の一かを分けてくださることをお願いします。今後とも、多くの看護師のやりがいを支援してください。

看護部主任　冨田裕子

　多羅尾さんが退職されると聞いて、そんな日は来ないのではないかと思っていました。でも、とうとうこの日が来てしまいました。

　先日に引き続き、今日も講演を聞かせていただき、あらためて多羅尾さんの足跡と、目指してこられたことが、これまで以上に明確に整理できました。「質の高い看護を提供し、看護師自身が働きがいが感じられ、仕事を通して自己成長が実感できる組織づくり」という多羅尾さんのモットーは、患者さんのみならず、私たちスタッフにもやさしさが感じられ、この看護部で看護でき、成長させていただいていることに喜びを感じています。私は残念ながら多羅尾さんと一緒に仕事をする機会には恵まれませんでした。私は看護が大好きで、患者さんに喜んでいただく看護実践をいつまでも続けていきたいと思っていました。

　5年前、多羅尾さんから「主任にならないか?」と、私には過分の言葉をいただきました。そのとき、私は、正直言ってそんなことが自分にできるのか、自信もなかったし、看護の実践をいつまでも続けていきたいと思っていたので、管理の仕事には興味がありませんでした。でも、そんな私に、「主任になっても看護の実践は十分できます。困ったらいつでも相談に来てください」と、私の背中を押してくださいました。そのおかげで、今の私があると感謝してい

ます。主任の仕事は想像以上に大変で、今も十分なことはできないのですが、主任になったことで私は看護の実践者として成長できたと思っています。1人でできることには限界がありますが、良いチームを作り、みんなでより良い看護を目指せばいろいろなことができると実感しています。

　毎年いただいた誕生日のハガキは今も大切にしまっています。いつも私には厳しい言葉が書いてあったような気がします。それがイヤだったわけではありません。今年のハガキには「勤務異動ご苦労さまです。冨田さんのことは、どこに行っても心配はしていません」と書いてありました。そんなことを言わずに、私のことも少しは心配してほしいなあというのが私の希望です。先日、林千冬先生から、多羅尾さんはメールがお好きと聞きました。こんなずうずうしいことは、最後だから言えるのかもしれませんが、私もメル友の1人に加えてください。もっと多羅尾さんと看護について話がしたい。そしてパワーをいただきたいと思っています。今は、多羅尾さんが作った看護部で看護できたことに、心から感謝しています。

看護師　今村弘子

　このたび、多羅尾さんが今年度限りでご勇退されることになりました。これまで、多羅尾さんを良き指導者として仰いできた私としては、とても名残惜しい限りです。

　思い起こせば、私が多羅尾さんに初めてお会いしたのは、三木市民病院に就職して間もないころでした。内科病棟の婦長として、いつも生き生きと、何事にも前向きで、私たちに元気の出るエキスを与えてくださいました。また、仕事を離れては、お花見会など、楽しかった日のことが懐かしく思い出されます。

　看護部長に就任されて以来、看護部の再構築のために大変なご尽

力をされたことで、看護部の位置づけが確立されたように思います。その間、私は何回か産休で長期休暇をいただきましたが、復職するたびに看護部が良い方向へ改革されているのが感じられ、その卓越した指導力や理念には敬意を表さずにはいられません。

　私は、常々自分の甘さを反省しつつ、多羅尾さんのパワーをいただいて頑張れているように思います。年度始めのお言葉や、研修での講話で、やさしい中にも、ときには厳しいお言葉もあり、そのつど、あらためて身の引き締まる思いがして、姿勢を正して頑張ろうと思う元気の原動力となりました。このことは、私たちに看護という職を通して自己実現ができ、生き生きとした人生が送れるように導いてくださったのだと感謝しています。よく学び、よく働き、よく執筆され、アクセルを止めることなく走り続けてこられた10年間のお姿を、少しでも見習いたいと思っています。本当に長い間ご指導をいただきありがとうございました。深く感謝申し上げます。

看護師　北岡をとみ

　三木市民病院へ就任されて、約20年、いろいろありがとうございました。

　この病院に来られたとき、「小さくて、チャカチャカした方だなあ」と思いました。と同時にスタッフの話をよく聞いてくれて、頭ごなしに人の意見を押さえつけることのない前向きな婦長で、チャレンジ精神が旺盛で「ウン。なかなかいいなあ！」と感じました。

　部長室に入られてからは、あまりお会いすることがありませんでしたが、以前エチケット委員会をつくられましたね。また、病院の経営が難しいという状況のなかで、私たちのために院長や事務部を説得して、コストの高いピンクのユニホームにされました。そして、それを三木市民病院のイメージカラーにしてくれましたね。このと

きも「ピンクなんて……」という声もありましたが、「このユニホームが似合う自分になるよう努力しなさい」と言われました。今まで私たちが言われたことのない感覚の言葉でした。

　世間は今、大変不景気になっています。看護師も自分から努力しなければ生き残れない現状です。「努力・責任ある自分」多羅尾さんがいろいろな場面で言われた言葉の意味が、今になってわかった気がします。

　あるとき、私はターミナルケアの認定を受けたいと思い、所属長の推薦が必要なこともあり、ご相談に伺いました。私が43〜44歳ごろだったと思います。研修はもちろん6カ月間のコースです。このときの多羅尾さんの返事は、「ターミナルケアは難しいですよ。今なら感染看護のほうが受かりやすいと思うけれど、そちらは受ける気はないの？　それに半年の研修に行けば、帰ってきてそれなりに病院のために貢献してもらわないといけないし、あなたの場合、その期間は少ないわけだし、できれば40歳までの人を推薦して頑張ってもらいたいんだけどね」でした。私は「悔しい！」と思いました。部長の言うことはもっともだけれど、私は勉強したいのにどうすればいいの？　とも思いました。

　しかし後でよく考えると、私が看護部長だとしても、やはり同じ返事をしていたかもしれないと思えるようになりました。この思いを他の人に知らせなければいけないと思い、私は、何人かの同僚に話しました。そして、やる気のある若い人は頑張って専門の資格を取るよう声かけをしています。今の私にできることは、若い人たちをバックアップする役だと思っています。ターミナルケアの研修には、その後も自分で進んで参加し、自分を磨く努力をしています。緩和ケア委員会にも進んで参加してきました。それは、私が努力する姿を後輩が見て頑張ってほしいと思ったからです。

私がこのような考えになったのも、あの冷たい、はっきりした、そして、考えさせられる多羅尾さんの言葉があったからだと思います。おかげで自分を見つめ直す機会になりました。

　多羅尾さんは乳がんの手術を受けられましたね。ちょうど、今の私くらいの年齢だったと思います。当然、更年期があったのではないかと思います。それなのに本の出版や講演に回るなど、よく動き、よくまとめられるなあ、肉体的にも年齢を感じるはずなのにと思って、余計なことでしょうが、少し心配でした。

　私としては、現場でまだまだ話をしたかったのに、あなたは部長室という特別な部屋に入ってしまい、そして今度は退職ですか？とても残念です。

　今まで、私にはいくつかの危機がありました。その都度、乗り越えられるようにお力添えをいただいたことに心から感謝しています。今後は、ご自分のためにも時間をお使いください。本当にありがとうございました。

看護師　福田五十鈴

　多羅尾さんは、毎年4月の年度始めに「看護部基本方針」の趣旨を看護師全員に話してくださいました。今では、当然のこととしてすっかり定着していますが、看護部のトップが私たちに向かって、熱い思いで看護部のビジョンを語られたのは多羅尾さんが初めてでした。ご自身の言葉と文書によって、私たちに進むべき方向を提示し続けてこられました。私は、ダイヤモンド研修生の立場で、多羅尾さんから今までにお話しいただいたことを振り返り、思い出をたどってみたいと思います。

　ダイヤモンド研修は平成11年からスタートしています。4年前、ダイヤモンド研修で多羅尾さんの講話を初めて聞いたとき、私の体

の中を衝撃が走りました。それは、「厳しい社会情勢の中で、当院の経営は危機的な状況である」という事実を聞かされたことと、看護師一人ひとりが病院のために何をなし得るかを、ケネディ大統領の就任式の言葉を引用して私たちに問いかけられたことでした。そのおかげで、私は、病院が私たちに何をしてくれるかではなく、私たちが病院のために何ができるのかを考える機会になりました。そして私たちは、専門性を高め、組織に貢献できるように、各自が真剣に考え真剣に取り組んできました。

　研修の前後にはレポートの提出を求められ、レポートの提出日が迫ってくるたびに、毎年悪戦苦闘していましたが、このような機会が与えられない限り、漫然と年月を重ねていたのではないかと思うのです。研修のおかげで、私たちが看護師として仕事を続けていくとき、自分の能力は自分で開発していくのだという考えが当たり前に持てるようになりました。看護師一人ひとりの潜在能力を信じて支援していただいたことから、私たちは自分の中にある「引き出し」を整理し、次に何を積み重ねればいいのかが見えるようになりました。そして、各自が目標を持って自己啓発をしていこうという意識に変わりました。

　今では、一地方都市の三木市民病院から、中央に向けて看護についての提言をしているように感じています。「看護部マネジメント」という雑誌の巻頭には多羅尾さんの「看護を想う」が掲載され、最後のページには当院のスタッフの3分間スピーチが活字になり、この業界の全国の読者にいろいろなことを発信しています。「三木市民病院の看護は日本の看護界のモデル」とダイヤモンド研修のタイトルにあったように、いろいろな病院から研修にも来ています。

　多羅尾さんは、私たちの心の中に「大切にしなければいけないことは何か」を考える姿勢を残してくださいました。多羅尾さんに巡

り会え、ご指導を受ける機会を得たことは、私にとって大切な財産を得たことに等しいと心から感謝申し上げます。これからも、キラキラと輝く言葉と文書を業界の仲間に語り続けてください。ありがとうございました。

准看護師　小舟千里

　すばらしい講演をありがとうございました。「看護に生きる～凜として、しなやかに～」は何回読んでも、何回聞いても、なるほど、たしかに、もっとも、と思うことばかりです。ときには厳しい言葉もありましたが、でも、それは、看護部長として看護に対する厳しさだと受け止めています。三木市民病院の多くの活動の中で、平成11年に始まったダイヤモンド研修に、私は研修生として第1回目から受講させていただきました。

　研修の中での多羅尾さんの講話を思い出すと、多くの言葉が頭の中にいっぱい浮かんできます。その中でも特に、「看護は商品です」と聞かされたときは、「どうして看護が売り物なの？」と疑問に思い納得できなかったことを思い出します。でも話を聞くうちに、「商品として売るなら、できるだけ良いものを売り出したい」という気持ちになったことは事実です。ダイヤモンド研修を通して「してあげる医療」から「受けていただく医療」に意識の切り替えをし、患者さま中心の看護へと私たちを導いてくださいました。そして、私たちの考えもそのように変わってきました。この看護への意識の切り替えができたのも、ダイヤモンド研修のおかげだと思っています。

　三木市民病院の看護師が、時代の流れに乗り遅れないように、一生懸命グイグイと引っ張りながら、「看護に生きる～凜として、しなやかに～」の本を通じて、全国に三木市民病院を紹介してくださ

いました。私はその中の看護師の一人として、今、三木市民病院で働いていることを大変誇りに思っています。そして、これからも、看護への思いをどんどんふくらませて、皆で力を合わせて頑張っていきたいと思っています。

　最後になりましたが、毎年いただいた誕生日のカードは、いつの間にか届くのを待っている誕生カードになっていました。あの中に記されたメッセージは私たちへのやさしい思いやりであり、とても励みになりました。今後も大切にしておきます。ありがとうございました。

　　　　　　　　　　　　　　　　　　病院長　小林克也

　素晴らしいお話をありがとうございました。看護の道をこれだけ長い間歩いてこられて、しかも、輝かしいキャリアでもって終えられる方は、本当に素晴らしく尊敬いたします。私は今日、「凜として、しなやかに」を、心からの共感を持って聞かせていただきました。人が30年40年と同じ道で進んでいくというには大変なことです。しかも、人を率いる、人を教授する難しさは計り知れないものがあると思います。

　多羅尾さんは、約20年、三木市民病院と地域の数多くの患者さんやご家族のために、また、何よりも看護部の大黒柱としてご貢献くださいました。本当にありがとうございました。多羅尾さんは、年齢は私より2年ばかり若いのですが、世代が同じなので考え方に共感し合える点が多々あったことを思い出します。仕事を一緒にさせていただいたのは3年で、そのうち2年間は院長と看護部長として二人三脚で一緒に歩んできました。三木市民病院では、むしろ彼女は私の大先輩で、多くのことを教えていただきました。

　多羅尾さんの素晴らしさは、この地域だけにとどまらず、広く全

国に知られていることは皆さんがよくご存知のとおりです。北は青森から、南は九州の各地まで、多くの病院の看護管理者や中堅看護師の方が研修に来られました。一地方の自治体病院の看護部がこれほど注目されていることは、本当に異例のことです。三木市民病院の名前を全国に広めてくれました。また、数えきれないほどの多くの病院から、多羅尾さんに講演や研修の講師依頼が来ています。彼女のお話は、実に入念に準備され、内容もレジメも素晴らしく、私のみならず、数多くの人に感銘を与えてくれました。多羅尾さんは、たぐいまれな努力の人であり、さらに豊かな感性と才能を兼ね備えた人です。

　私は、本院に赴任後間もなく、多羅尾さんから１冊の本をいただきました。それは、毛筆で見事なサインの入った「看護に生きる～凛として、しなやかに～」のご著書でした。150頁のこの本には、文字どおり多羅尾さんが心血を注いでこられた、「看護の心」と「看護哲学」が濃縮されています。特に、平成５年に書かれた「看護部長就任の挨拶」は素晴らしく、私は感動しました。以来ちょうど10年を迎え、その間に院長が３人変わりましたが、終始一貫、病院の大多数を占める看護部のリーダーとして、三木市民病院看護部が地域の皆さまから、大きな信頼を得るのに寄与してこられました。

　前院長も私もが毎日心を癒やされ慰められたことがあります。それは、院長室の入り口に毎日、素晴らしい生け花が飾られていたことです。最初のうちは、だれが生けてくれたのかな？　と思っていたのですが、多羅尾さんであることを知り、そのお気持ちのやさしさに深く心打たれた次第です。

　一体、どこに病をされたのか、その既往をまったく感じさせないエネルギッシュな仕事ぶりの中で、自ら体験された「病を得た人」「患者さんの気持ち」を原点として、いつも「患者さんの視点に立

った医療は何か？」を、看護の面のみならず、医療者としてとらえ、教え、実践してこられました。私は、部長職の複数の医師を含む医師諸君や研修医にも、多羅尾さんの思いを10分の1でも真摯に受け止め、技術だけではなく温かい感性を兼ね備えてくれればと正直思っています。

　この31日で職場を去られるのはとても残念です。でも、幸い、10年間あなたが築いてこられた堅固な組織は残っています。私は院長として、新しい看護部とがっちりとスクラムを組んで、多羅尾さんの大事な宝物を守り、さらに発展するように支えていくつもりです。どうか、今後はフリーな立場から、私たちや地域の人々のためにアドバイスをいただきますようお願い申し上げます。

あとがき

　44年の看護師人生を振り返るとき、若気のいたりで周囲への気配りもできず数々の失敗を重ねては多くの皆さまにご迷惑をおかけしました。多くの皆さまからたくさんの教えを受け、お力添えをいただきました。最後の10年間は看護部長という大役を担うことになり、周囲の皆さまに多大のご支援とご協力をいただきましたことを感謝申し上げます。ここに三木市民病院看護部の活動を紹介することができましたのは、共に悩み、共に学び、共に実践してきた三木市民病院の看護部の皆さまとの共有の成果です。

　私は、看護管理を理論的に勉強したわけではありません。看護管理者認定教育が始まったとき、「私も行きたい」と思いましたが、自分の歳を考え、私が行くよりは後々病院に貢献できる若い人に行ってもらったほうがいいと思いましたから、私は送り出し専門でした。たくさんの人をいろんな研修に送り出しました。そして、その学びを実践に生かせるように支援することで役割を果たしたいと思ってやってきました。

　自分が先頭に立って何かをするとか、新しい仕事を切り開くとかの発想ではなく、看護師一人ひとりの看護への想いを引き出し、その想いを実践に結び付けることを主眼においてきました。難しい理論や理想論ではなく、「看護師として当然しなければいけないことをきっちりやっていこうよ」と言い続けてきました。

　看護の難しいところは、実践者の人間性や感性、その人の看護への想いで、提供されるケアの質が違うことです。良質のケアを提供することに価値を見いだし、その価値観を共有し、真に患者さんの役に立ちたいと思えなければ「ケアの質の向上」は望めません。こ

のことを全看護師が十分理解し行動変容につながるための支援にエネルギーを注いできました。患者さんや市民が何を求めておられるのかをキャッチし、そのニーズに対応するために一人ひとりがどう行動すればいいのかを言葉や文書で伝えてきました。「やるべきことをきっちりやろうよ」というのが目的ですから、耳に心地良いことだけを言ってすませるわけにはいきません。やるべきことがやれていない事実は何か、なぜやらなければいけないのか、どのようにすればよいのかを言葉を尽くして伝えてきました。

　最近、院外から講演や研修を依頼されることが増えました。人前でまとまった話をするのは私の得意とするところではありません。最初は随分とまどいました。看護界には優秀なリーダーがたくさんいて、研修会や講演会もたくさんあるのに、私が人さまのお役に立てる話ができるのだろうかと悩みましたが、臨床の現場でコツコツとやっていることも価値のあることだよと認めていただいたのかな？　と思い直すことにしました。

　日本の看護界のリーダーたちは、「看護はこうあるべき」という方向を明確に示しています。その方向に向かって臨床現場の責任者である私は何をどうしたのか、課長や主任は何をどうしたのか、直接ケアをする看護師は何をどうしたのか、そして患者さんの反応はどうであったのかをそのまま伝えることにしました。限られた時間に何をどうお伝えするかを考え、原稿を書き、声に出して読んでは修正を重ね、テープにとって聞いては修正し、時間を調整するという念の入れようです。自分の苦手を克服するためにはそれなりに周到な準備をして臨まなければなりません。私のつたない話にもかかわらず、聴講してくださった人からはとても良い評価をいただきます。「パワーをいただきました。今まで自分は何をしていたのかと反省するばかりです。明日からの行動の指針になりました」という

感想をたくさんいただきます。「そのパワーはどこから出るのですか？」という質問も受けます。私はこのような体験を通して、私自身が勇気とパワーをいただき、私自身が成長させていただいていることを実感しています。

　このたび、退職するにあたって看護部次長から院内の職員を対象に「凜として、しなやかに」というタイトルで記念講演をするようにと言われてしまいました。私としては今までにあらゆる場面で随分厳しいことも言ってきましたから、最後は静かに引きたいと思ったのですが、10年間の看護部長生活のまとめをするのも、現場を去る者の務めかな？　と思い直して引き受けました。

　講演では、「今日が最後です」と言いながら、いつにも増して厳しい話になってしまいましたが、この厳しい医療情勢の中を、凜凜しく、勇ましく、パワフルに、そして、やさしく、しなやかに、三木市民病院を守っていただきたいとの願いをこめました。

　たくさんの人が熱心に耳を傾けてくれました。そして、たくさんの人から、身に余る温かいメッセージをいただきました。多くの仲間と共に三木市民病院の看護部が成長できたことを実感できました。このことは私の生涯の貴重な財産になり、人生の糧になりました。私は、44年という長い看護師人生の最後の職場が三木市民病院であったことを大変誇りに思っています。

　ご支援いただきました三木市の皆さま、病院関係者の皆さま、そして、私の看護師人生にかかわっていただきました多くの皆さまと、本書をまとめるにあたりご支援いただきました産労総合研究所附属医療経営情報研究所「看護部マネジメント」の編集部の皆さまに心から感謝申し上げます。

多羅尾　美智代

執筆履歴

『看護部の皆さんへ　やさしさとおもいやりと』、看護実践の科学（1996/Vol.21 No.12）、看護の科学社

『緩和ケア委員会をつくる』、緩和ケア・癒しの看護［上巻］、1996、日総研出版

『看護に生きる～凜として、しなやかに～』、婦長主任新事情（1998/9/15～1999/10/15、14回連載）、産労総合研究所

『看護部長雑感』、婦長主任新事情（2000/1/15～2001/4/15、15回連載）、産労総合研究所

『看護部トップの熱意が組織を変え個人を変える』、婦長主任新事情(2001/3/1)、産労総合研究所

『看護部門が実践する目標面接制度』婦長主任新事情（2001/4/1）、産労総合研究所

『個人目標管理シートによる日常の目標管理活動』、ナースエデュケーション（2001、Vol.2 No.2）、日総研出版

『看護を想う』、婦長主任新事情（2001/5/15～2003/4/15、22回連載）

『目標面接制度で職場が変わる』、婦長主任新事情（2002/1/1）、産労総合研究所

『緩和ケアを行なうチームづくりの実際』、消化器ケア（2003 Vol.8 No.1）、日総研出版

『新任のトップマネージャーへ「ビジョンと現状のギャップを埋める」』看護部マネジメント（2003/7/15）、産労総合研究所

『目標管理のための面接マニュアル～看護職のやりがい支援・キャリア開発の秘訣～』、2003、編著、日総研出版

『やりがいを支援する目標管理システムの構築』、月間ナースマネージャー（2003 第5巻第6号）、日総研出版

『公的病院看護部長へのメッセージ』、看護部マネジメント（2004/2/1 No.178）、産労総合研究所

『そのときあなたは』、コーチング入門　看護部マネジメント（2004/2/1より連載中！）、産労総合研究所

『自ら学び、行動する中堅スタッフ育成法』、月間ナースマネージャー（Vol.6 No.9）、日総研出版

『目標管理を軌道にのせるためのポイント』看護部マネジメント（2005/2/15 No.201）、産労総合研究所

『目標管理・目標面接Ｑ＆Ａ』看護部長通信（2005/4より連載中！）、日総研出版

『目標管理の考え方と目標設定の基本』看護部マネジメント（2005/8合併号）、産労総合研究所

『目標管理のとらえ方、進め方Ｑ＆Ａ』介護人材Ｑ＆Ａ（2005/10 Vol.10 No.12より連載中！）

『声の大きな人に負けないための自己主張のコツ』ナースセミナー2006 第3号 日総研

参考文献

藤田一枝『目標による管理を導入して～自己目標管理シートの活用～』婦長主任新事情（No.98、2000/6/1）
楠田丘／斎藤清一『看護職の人材育成と人事考課のすすめ方』経営書院、フィードバックメモはP194、育成面接（フィードバック）メモから引用
福崎恒『これからの医療に求められるもの』（P32～34）日本図書刊行会、
マリー・ド・エヌゼル、西岡美登利訳『死にゆく人たちと共にいて』（P15）白水社
松下博宣『看護経営学～看護部門改造計画のすすめ』日本看護協会出版会
ウエイン・W・ダイアー、渡辺昇一訳『今、懸命に生きていますか～自分のための人生～』三笠書房
斎藤清一『組織の一員であることの意味』婦長主任新事情（No.61、1998/10/1）
　なお、上記、参考文献のほか、著者が医療・看護に関する研修会・セミナーに参加した折、各専門家の方々の講演の中での要点を一部引用、参考としています。

【著者紹介】

多羅尾　美智代（たらお　みちよ）

昭和17年 （1942）	2月13日生まれ	
昭和34年 （1959）	准看護婦免許取得　明石市立市民病院に就職	
昭和50年 （1975）	兵庫県立総合衛生学院卒業　看護婦免許取得	
昭和54年 （1979）	兵庫県立青雲高等学校（通信制）卒業	
昭和58年 （1983）	婦長辞令を受ける	
昭和59年 （1984）	明石市立市民病院退職　三木市立三木市民病院就職	
平成4年 （1992）	乳癌の手術を受ける	
平成5年 （1993）	看護部長の辞令を受ける	
平成10年 （1998）	兵庫県看護功績賞受賞	
平成11年 （1999）	介護支援専門員の資格取得	
平成13年 （2001）	日本看護協会認定看護管理者教育運営委員	
平成14年 （2002）	優良看護職員厚生労働大臣表彰受賞	
平成14年 （2002）	日本医療機能評価機構より評価者の委嘱を受ける	
平成15年 （2003）	三木市立三木市民病院退職　医療現場での44年の看護活動終了	
平成16年 （2004）	日本看護協会神戸研修センター教育課長に就任　同年10月退職	
平成17年 （2005）	産労総合研究所　医療経営情報研究所「看護部マネジメント」編集企画アドバイザー	

自宅住所　〒675-0062　加古川市加古川町美乃利635
　　　　　TEL　0794-26-3816　FAXも同じ
　　　　　E-mail　michiyo@tarao.com
　　　　　ホームページ　http://www.tarao.com

看護への想い、やりがい、人づくり

2003年8月2日　第1版第1刷発行	定価はカバーに
2012年3月8日　第1版第7刷発行	表示してあります。

著　者　　多羅尾　美智代
発行者　　平　　盛之

〒102-0093　東京都千代田区平河町2-4-7
清瀬会館
電話　03－3237－1601

㈱産労総合研究所
発行所　出版部　経営書院

印刷・製本　勝美印刷株式会社
落丁・乱丁はお取り替えします。無断転載はご遠慮ください。
ISBN978-4-87913-858-3 C3047

好評発売中

看護現場に活かす コーチング
― 相手の内なる力を強める話し方 ―

看護アドバイザー　多羅尾 美智代 著

定価1,575円　四六判 214頁

目標管理では、上司と部下の対話型の面接が重要です。従来の看護現場の管理者は、指導型・命令型・説得型・指示命令型で部下を引っ張るマネジメントが主流でした。目標面接の場面では、「部下に指導しなければならない」と気負ってしまうことも少なくありません。この書籍では、看護現場に活かすコーチングの例として、目標面接の場面や、教育の場面に、あるいは同僚との間で、患者さんとの間で、相手の潜在能力を引き出し、「内なる力」を強めるためのサポート技法を紹介しています。コミュニケーション技法のベースである、話す、聴くなどの能力を高めながらコーチングのスキルを理解し活用するためのヒントを現場事例で紹介しています。

「主な内容」

第1章　コーチングとは	第8章　目標面接の場面でのコーチング
第2章　コーチングと他のスキルとの違い	第9章　聴くに始まり、聴くに終わる
第3章　今、なぜコーチングなのか	第10章　比喩のスキルでやる気に火をつける
第4章　コーチングスキルのいろいろ	第11章　どーすれば仲間に引き込めるか
第5章　アサーション	第12章　内なる力を強める
第6章　コーチングの構造とグロウモデル	第13章　人間は四タイプに分かれる
第7章　看護現場での実践コーチング	

㈱産労総合研究所　TEL 03-3237-1601　FAX(フリーダイヤル)0120-73-3641
出版部 経営書院　ホームページアドレス http://www.e-sanro.net

経営書院の本

看護補助者のための医療現場入門〈改訂版〉
ISBN 4-87913-821-5 C2034
千葉県民間病院協会看護師長会編

病棟での看護補助者の役割と業務を分かりやすく解説しているマニュアル。病棟用語や器材など、イラストや写真で紹介している基本的な手引書。

A5判 98頁 1,365円

職能要件書活用実務マニュアル〈改訂版〉
ISBN 4-87913-776-6 C3047

医療業務についてはすぐれた技術や設備とともにそれを活かす人材が強く求められています。本書は人材育成について評価・育成・公正処遇を体系的に展開。

A5判 120頁 1,575円

婦長・主任のための部下育成の手引き
ISBN 4-87913-613-1 C3047
楠田 丘・斎藤清一 共著

今、病院は経営戦略の変革が求められている。本書は能力主義をベースに21世紀の病院における人事・賃金のあり方を実例入りで体系的に実務を解説。

A5判 207頁 2,100円

医師の賃金はこう決める
ISBN 4-87913-674-3 C3047
楠田 丘 著

医療機関を取り巻く経営環境は厳しい難局に直面している。その対応の一つとして人材を育て活用しなければならない。看護職の人事考課の設計と導入の手引書。

四六判 308頁 1,890円

〈改訂版〉看護職の人材育成と人事考課のすすめ方
ISBN 4-87913-767-7 C3047
楠田 丘監修・斎藤清一 共著

本書は医事紛争・医療事故をリスクマネジメントという経営管理活動の一環としてとらえ、リスクを最少化するための仕組みづくりについてポイントを解説。

B5判 228頁 6,825円

看護部のための医療・看護事故防止読本
ISBN 4-87913-603-4 C2034
萩原輝久 著

本書は「病院職種別等級別職能要件書マニュアル全集」の普及版で、一般病院職員を対象に能力主義や職能要件書の意義と仕組みを解説。

四六判 228頁 2,447円

職能要件書活用の手引 病院能力主義人事の進め方
楠田 丘・斎藤清一 共著

表示の価格は2007年10月現在の定価で5％の消費税を含みます。